ERVA DE TRIGO

(WheatGrass)

Camila Rowlands

ERVA DE TRIGO

(WHEATGRASS)

Revisão de textos: Rosemarie Giudilli
Diagramação e capa: Décio Lopes

Dados de Catalogação da Publicação

Rowlands, Camila

Erva de Trigo - WheatGrass | Camila Rowlands | 1ª edição | São Paulo, SP | Editora Isis, 2019.

ISBN: 978-85-8189-064-7

1. Medicina Natural 2. Erva de Trigo I. Título.

EDITORA ISIS LTDA
www.editoraisis.com.br
contato@editoraisis.com.br

EDITORA AFILIADA

Sumário

Introdução 7

1. Um pouco de história 13
   Os Brotos de Trigo nos Tempos Modernos 21

2. Propriedades do broto de trigo 29

3. Nutrientes 35
   Aminoácidos 36
   Enzimas 37
   Fitoquímicos 37
   Vitaminas 38
   Minerais e óligoelementos 38
   Ácidos graxos: 39

4. A Milagrosa Clorofila 41

5. O Cultivo 47

Em que Recipiente se pode cultivar
o Broto de Trigo?....47
Que sementes utilizar? 48
A Terra....49
A Colheita....53
O Sabor....55
Dificuldades que podem surgir no cultivo....56
Para extrair suco ao máximo....59
Kits....59
Wheat Grass em pó....60

6. Conclusão....63

Apêndice....65
Introdução....65
Método de Preparação....67
Principais Substâncias Contidas
na Erva de Trigo e Seus Usos....70
Enfermidades e seu tratamento....76

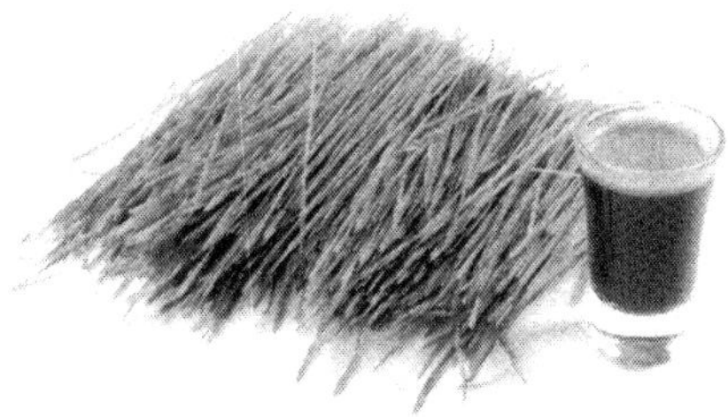

Introdução

Todos meus antepassados foram agricultores e pastores de gados, gente do campo e da montanha.

Na minha primeira infância meus pais mudaram-se para os arredores da cidade, não obstante, até a adolescência vivi em um entorno eminentemente rural.

Ao velar das noites em que todos os vizinhos nos reuníamos para debulhar o milho, pelar amêndoas ou ajudar em qualquer outro serviço, ouvia embevecido, antes de me entregar ao sono, histórias e relatos que contavam os mais velhos.

Mais de uma vez escutei falarem de sonhadores ou curandeiros capazes de diagnosticar doenças do corpo e do espírito, apenas mostrando uma peça de roupa da pessoa.

Outros curavam o cobreiro ou a herpes zoster com saliva e havia também quem solucionasse com um forte abraço quase qualquer problema de ossos.

Em geral, os descreviam feito pessoas muito boas e humildes, capazes de devolver a saúde e a vitalidade a enfermos, que, muitas vezes, haviam sido desenganados pelos médicos.

Sempre foi grande minha curiosidade pelos referidos homens e mulheres, mas muito tempo se passou antes que pudesse conhecer diretamente alguns deles. E essa curiosidade infantil insatisfeita fez com que após mais de vinte anos eu fosse levada a visitar F.

O jornal da cidade onde eu então vivia, distante aproximadamente duzentos quilômetros do domicílio de F., havia publicado extenso artigo sobre ele, relatando suas surpreendentes curas, dentre elas, numerosos casos de câncer.

Minha primeira entrevista com F. demorou até a madrugada, pois os últimos pacientes saíram já passadas as onze da noite.

Sua idade era difícil de precisar, mas devia andar pelos setenta. Personagem eminentemente noturna, com todo o cabelo e sem cãs, de corpo enxuto e com uma perna mais curta do que a outra, o que o fazia caminhar com dificuldade apesar de seu pesado sapato ortopédico. Seus traços eram duros, seus gestos bruscos e sua conversa, quando não estava com um paciente, era mordaz. Nada a ver com os bondosos e quase angelicais curandeiros sobre os quais tinha ouvido falar na minha infância.

Mas, apesar de tudo isso, combinamos bastante e passei muitas horas noturnas em sua companhia, ouvindo-o, outras vezes discutindo com ele, e em ocasiões presenciando como atendia aos pacientes, alguns vindos de longas distâncias.

F. havia passado grande parte de sua vida na América do Sul, principalmente na Venezuela e no Brasil, o que para mim conferia-lhe certa auréola de mistério.

Ouvia atentamente seus relatos de outras terras e outras gentes, enquanto um colorido periquito voejava pela casa para terminar quase sempre pousando nos seus ombros. Pelo que parece havia sido sua companhia durante muitos anos, talvez sua única família.

Creio recordar que as consultas eram gratuitas, tão apenas cobrava pelos produtos que entregava ao paciente, em que pese para isso, em tempo bastante breve havia reunido uma soma de dinheiro nada desprezível. Era notável seu aprumo e a grande segurança que tinha em si mesmo.

Após lambuzar bastante a perna ou as costas do enfermo com um creme esverdeado, entregava-lhe cerimoniosamente o vasilhame, dizendo-lhe: *Com isto você vai sarar*, e por muitas vezes assim era.

Os pacientes saíam de sua casa contentes, até eufóricos.

Os tratamentos que dava consistiam no uso de substâncias muito comuns (sal, bicarbonato, azeite de oliva, água oxigenada), mas o importante eram uns poucos "medicamentos" de sua criação, alguns dos quais deviam ser tomados em jejum ou antes das refeições, enquanto outros eram cremes e líquidos para massagear a parte do corpo afetada.

Ao ser questionado a respeito da composição de seus remédios, costumava dizer que a base de todos era uma planta da selva amazônica, cujas qualidades curativas havia aprendido com os índios.

Seu laboratório, ou melhor, a casa onde fabricava seus produtos, estava sempre fechada à chave.

Não obstante, um dia descobri casualmente qual era aquela misteriosa planta, o ingrediente principal e mágico de todos os seus preparados.

Para meu grande assombro vi que se tratava simplesmente de tenra erva, recém-colhida nos campos próximos de sua casa.

Por circunstâncias que não vêm ao caso, tive de deixar de visitar F. pouco depois, e durante os trinta e sete anos seguintes, apenas me lembrei dele.

Entretanto, recentemente sua lembrança voltou com força para minha vida ao me inteirar de como uma amiga muito querida estava se recuperando de grave enfermidade com a medicina ayurvédica e tomando cada dia *wheatgrass*, quer dizer, broto de trigo.

Uma rápida busca pela Internet deixou-me assombrado ao ver as surpreendentes qualidades do *wheatgrass*.

E como, em parte devido à idade, tenho já minha parte de achaques, decidi provar eu também.

Nas páginas que seguem, exponho as informações que reuni sobre o broto de trigo, um alimento (custa-me não lhe chamar de medicina), muito econômico e saudável, fácil de cultivar em casa e cujos efeitos benéficos, que pude comprovar em mim mesmo e em outros, posso qualificar sem medo como espetaculares.

Neste livro utilizo com sinônimos as denominações *erva de trigo, wheatgrass* e *brotos de trigo* e uso indistintamente qualquer delas para designar a planta de trigo que alcança entre 10 e 20 cm de altura, pouco antes ou no momento em que aparece nela o primeiro nó.

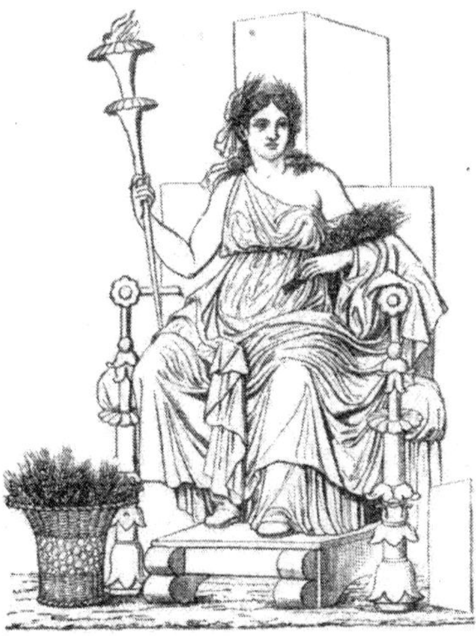

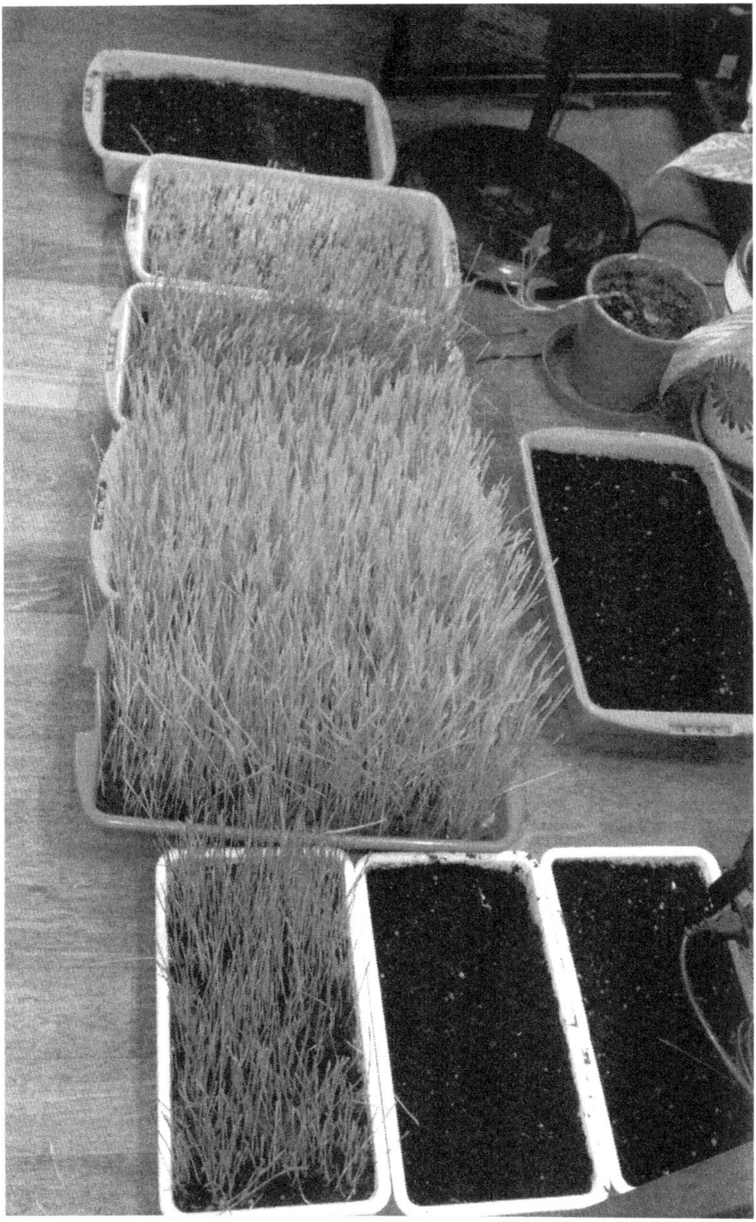

Capítulo 1

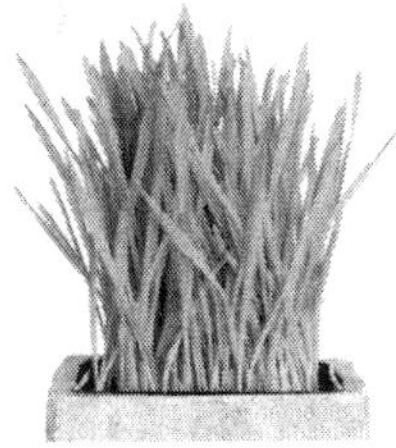

Um pouco de história

O trigo *(triticum vulgare)* pertence à família das gramíneas e é um dos três cerais mais cultivados no mundo, tendo constituído durante milhares de anos a base da alimentação ocidental. Encontraram-se restos carbonizados de grãos de trigo e vestígios de grãos em barro cozido com 8700 anos de antiguidade. Desde o começo da civilização egípcia foi uma cultura importante. Chegaram até nós diversos murais do antigo Egito que mostram cenas da cultura do trigo.

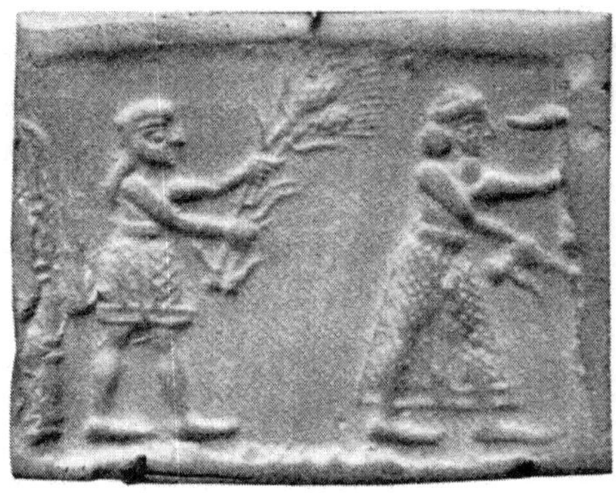

Impressão moderna de um cilindro sumério que mostra o Re sacerdote e seu acólito alimentando com trigo o rebanho sagrado. Aproximadamente 3200 a.C

Alguns autores afirmam que o consumo de brotos de trigo era usual entre os faraós e as classes altas da sociedade egípcia. Dizem também que Nabucodonosor, que reinou na Babilônia entre os anos de 605 e 562 a.C., em seu último período vital alimentava-se de ervas tenras, sendo os brotos de trigo e cevada seu principal alimento e, pelo que parece, chegou assim a recuperar a saúde física e mental.

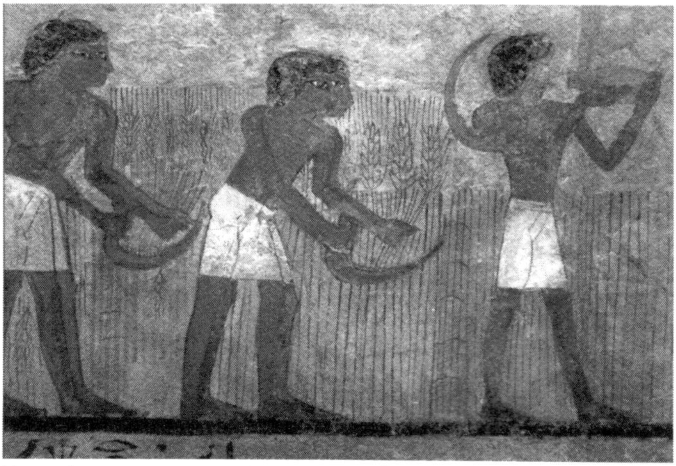

Uma das numerosas pinturas murais com cena da cultura do trigo, encontradas na tumba de Ounsou (1450 a.C.) escriba que contabilizava as colheitas de cerais no templo de Amon, em Tebas. (Museu do Louvre).

Do Egito, a cultura do trigo passou para as civilizações grega e romana. A deusa grega do pão e da agricultura era Deméter, que em Roma se chamou Ceres, derivando-se daí a palavra. Em Roma, o governo assegurava a manutenção dos cidadãos sem possibilidades econômicas, abastecendo com trigo a baixo preço e regulando a moenda e a fabricação do pão.

Na *Bíblia* a palavra "trigo" aparece quarenta vezes, todavia, o documento daquela época mais espetacular para os que se interessam pela planta ou os brotos de trigo, é sem dúvida o quarto livro do *Evangelho dos Essênios*, texto aramaico encontrado em 1923 na Biblioteca do Vaticano pelo doutor Edmond Bordeaux Székely.

A seguir reproduzo algumas passagens do penúltimo capítulo do referido evangelho, considerado apócrifo pela Igreja:

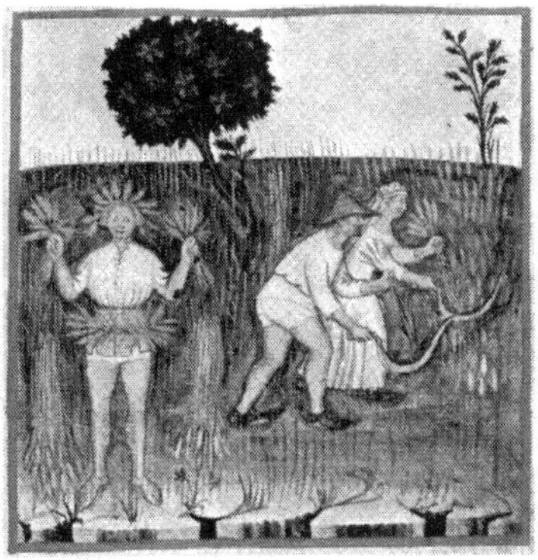

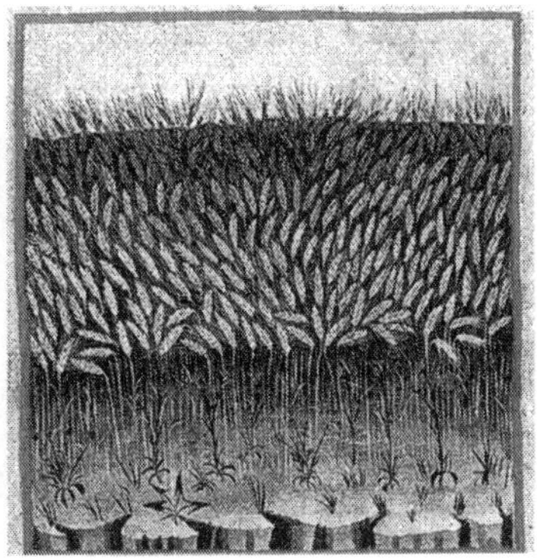

Cenas do *Tacunum Sanitatis*, famoso manual medieval sobre saúde e bem-estar.)

E Jesus sentou-se sob uma árvore velha e nodosa, sustentando em suas mãos um vaso de argila em que crescia a erva tenra do trigo, a mais perfeita das ervas geradoras de sementes. E a terna erva do vaso estava radiante de vida do mesmo modo como

III, 2. 24. Gramineae. 1. Hordeae.

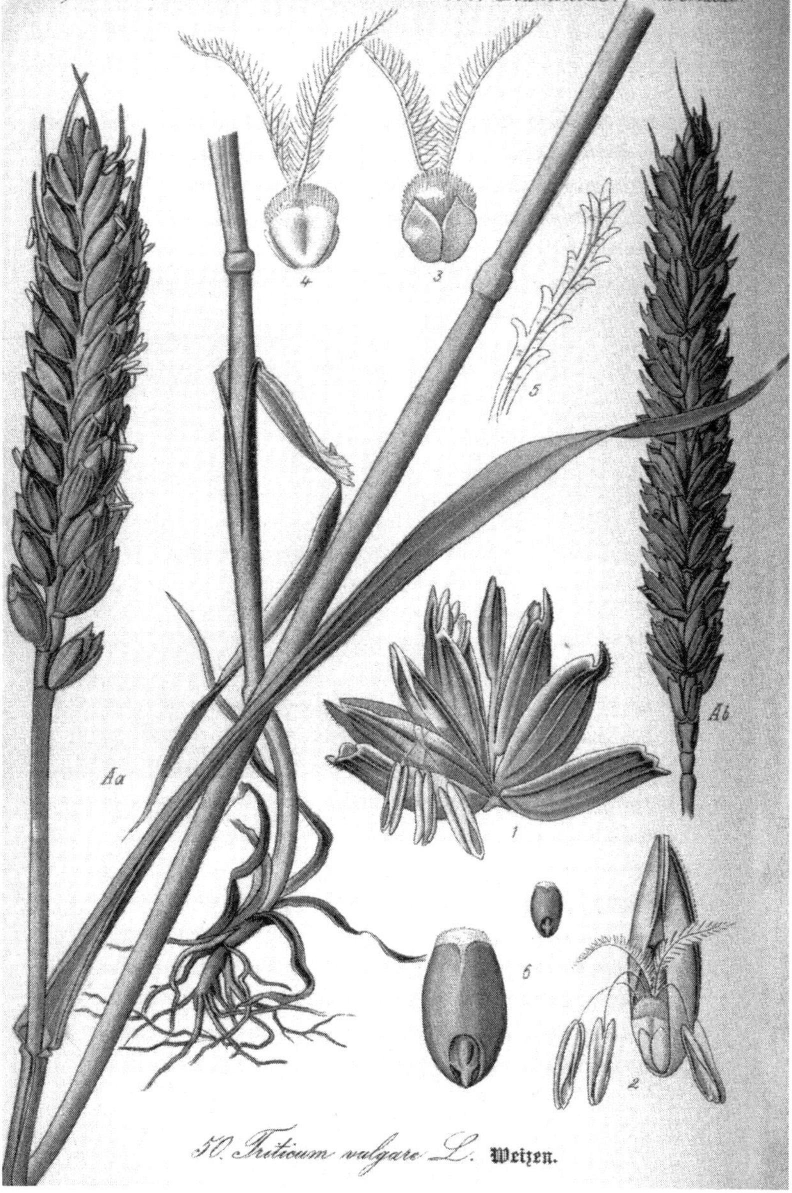

50. *Triticum vulgare L.* Weizen.

a erva e as plantas que cobriam as colinas até os campos distantes. E Jesus acariciou a erva com suas mãos, tão suavemente como o faria com a cabeça de uma criança.

Disse Jesus aos discípulos que o seguiam:

... o presente mais precioso da vossa Mãe Terreal é a erva que cresce sob vossos pés e que pisais sem pensar. (...) Agora vos falarei de coisas misteriosas, pois certamente vos digo, a humilde erva é mais do que um alimento para os homens e os animais. Esconde sua glória sob um humilde aspecto, como o rei que visitava as aldeias dos seus súditos disfarçado de mendigo, sabendo que assim lhe contaria muitas coisas e, no entanto, cairiam prostrados de terror diante do seu rei. Assim esconde a erva sua glória debaixo de um humilde manto verde, e os Filhos dos Homens caminham sobre ela, sulcam-na com o arado, alimentam com ela os animais, mas não sabem os segredos que nela se ocultam. (...) Mas os Filhos da Luz saberão o que jaz oculto na erva, pois foi-lhes dado levar consolo aos Filhos dos Homens. Assim nos ensina a Mãe Terrestre com este punhado de trigo numa simples vasilha, como a que usais para beber o leite e recolher o mel das abelhas...

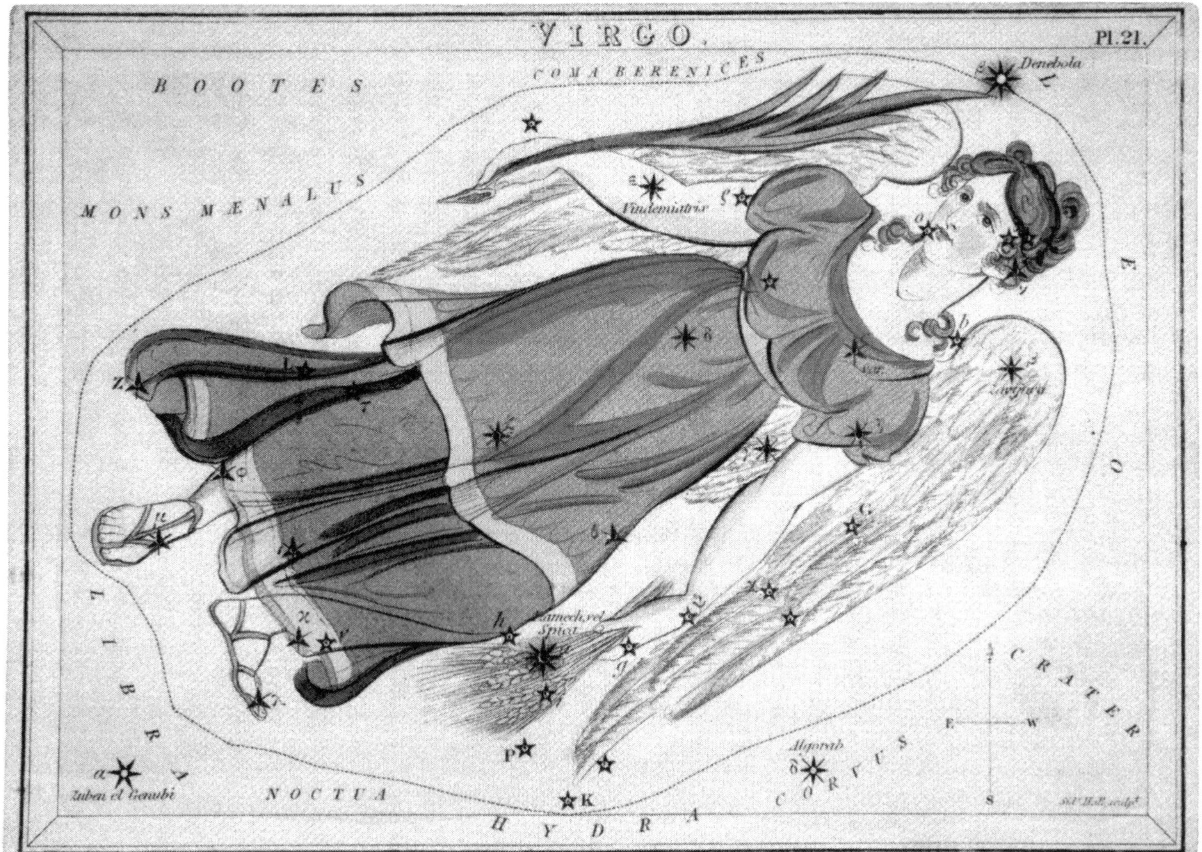
VIRGO.
Pl. 21.
BOOTES
COMA BERENICES
Denebola
L
E
O
MONS MÆNALUS
Vindemiatrix
Vindemiatrix
Lamech, vel Spica
CRATER
E
W
S
Algorab
CORVUS
HYDRA
NOCTUA
LIBRA
Zuben el Genubi

Em seguida, Jesus explica com detalhes, como proceder para cultivar os brotos de trigo:

> *E umedeceu um punhado de trigo para que o Anjo da Água entrasse nele. O Anjo do Ar também o abraçou e o Anjo do Sol, e o poder dos três Anjos despertou também o Anjo da Vida no trigo e em cada grão nasceu o broto e a raiz. A seguir, pôs o trigo despertado no solo com o Anjo da Terra, e o poder da Mãe Terrena e de seus Anjos entrou no trigo, e quando o sol tiver posto quatro vezes, os grãos se converterão em erva. Certamente, vos digo, não há milagre maior do que este... Pois, na erva estão todos os anjos. Aqui está o Anjo do Sol na brilhante cor verde das folhas do trigo. Certamente, vos digo, tudo o que é verde e com vida tem o poder do Anjo do Sol no seu interior, como as ternas folhas do trigo.*

Mais explícito impossível:

> *... Pois em verdade vos digo, não é tão só na forma de pão como nos alimenta o trigo. Podemos comer também as folhas tenras da sua erva, para que o vigor da Mãe Terrena entre em nós. Mas, mastigai bem a erva, pois o Filho do Homem tem dentes diferentes dos animais, e somente quando mastigamos bem as folhas da erva pode o Anjo da Água entrar em nosso sangue e nos dar fortaleza. Comei, então, Filhos da Luz, desta, a mais perfeita erva da mesa da nossa Mãe Terreal, para que vossos dias sejam muitos na*

terra, pois isso encontra favor aos olhos de Deus. Finalmente haverá de murchar, pois o pequeno vaso de argila não pode conter o lapso inteiro da vida do trigo. Reuni, pois os grãos de trigo e semeia-os em pequenos vasos de argila...

❧

E um a um, os irmãos sentaram-se reverentes ante o poder dos anjos, sustentando em suas mãos a terna erva do trigo. E Jesus alçou o pequeno vaso com as folhas da terna erva de trigo como numa bênção e caminhou para as ensolaradas colinas e ao longo da orla do rio, como era costume de todos os irmãos. E os demais o seguiram, guardando para si cada uma das palavras de Jesus em seu peito, como se fossem joias preciosas.

O que poderíamos acrescentar a esses fragmentos do *Evangelho dos Essênios*, livro IV? A clareza das palavras de Jesus é evidente. Aqui não fala com parábolas.

Conforme esse texto, a "terna erva do trigo" é um alimento com propriedades únicas, cujo aspecto simples oculta enorme poder, pois contém as forças das energias do ar, da água, da terra e do sol, que Jesus se referia como *anjos*.

Não sou muito religiosa e, além do mais, este evangelho está entre os "apócrifos", mas não posso estar mais de acordo com a opinião de Jesus sobre a erva do trigo.

Os Brotos de Trigo nos Tempos Modernos.

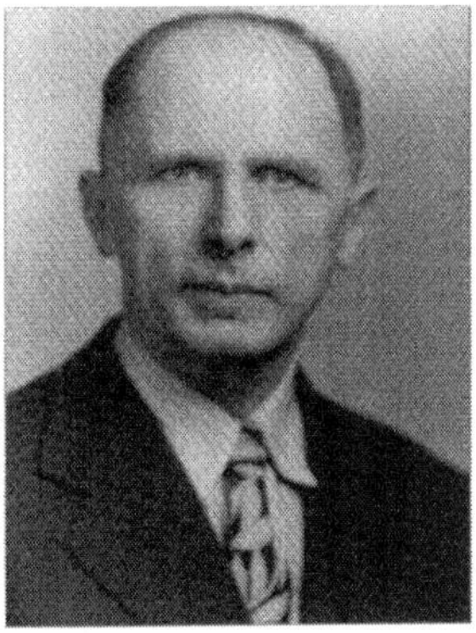

Charles F. Schnabel

O pioneiro da investigação e do uso da erva de trigo no século XX foi um engenheiro químico norte-americano chamado Charles Franklin Schnabel, especializado em fertilização da terra e em alimentação animal.

No ano de 1930, depois de ficar sem trabalho, em consequência da grande depressão que paralisou totalmente a economia do país, Schnabel pôde dedicar parte do seu tempo a tratar e a salvar a vida de uma centena de galinhas enfermas que lhe foram entregues já moribundas.

Acrescentando erva de trigo à sua ração, Schnabel não apenas logrou a recuperação da saúde das galinhas, mas também sua produção de ovos chegou a duplicar a das galinhas de controle, cuja alimentação, em lugar de brotos de trigo, incluía alfafa. Além do mais, a casca dos ovos das galinhas alimentadas com brotos de trigo era muito mais grossa, e os pintinhos nascidos desses ovos tinham saúde tão robusta que inclusive, à simples vista, se podia apreciar a diferença na beleza de sua plumagem.

Diante da conquista extraordinária, Schnabel continuou sua experimentação com outros animais, dentre eles: pavões, ratazanas e coelhos, obtendo resultados espetaculares em todos os casos.

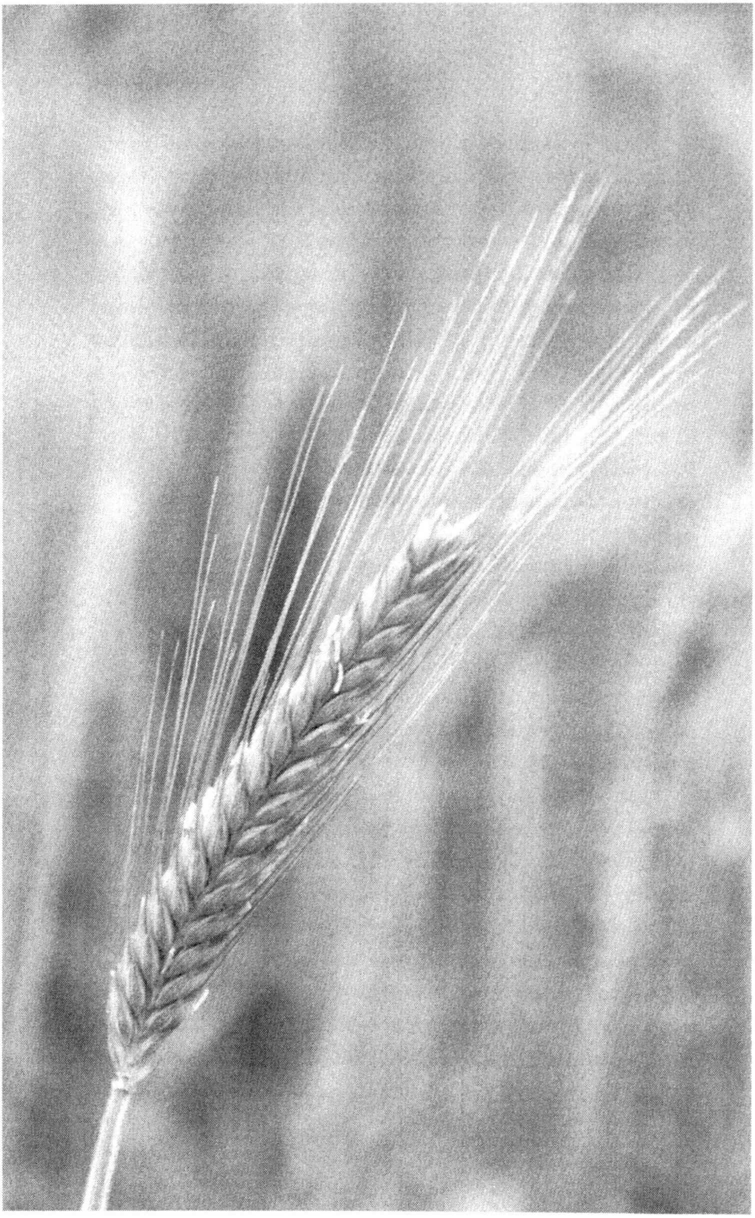

Investigadores das mais prestigiosas universidades norte-americanas certificaram-se do alto conteúdo de nutrientes presentes nos brotos de trigo entre os dez e os quinze dias após a germinação, e as principais companhias produtoras de alimentos interessaram-se pela produção e comercialização em grande escala do extrato de brotos de trigo.

A Segunda Guerra Mundial veio deter tudo isso. Lamentavelmente, depois da guerra, a produção agrícola norte-americana passou a tomar um aspecto eminentemente industrial, impondo-se o uso massivo de fertilizantes químicos e pesticidas.

Nesse contexto, as ideias de Schnabel no sentido de que o trigo deveria ser cultivado organicamente, a fim de que desenvolvesse todas as suas qualidades benéficas, não foram muito valorizadas, e assim os planos para produzir e comercializar em grande escala *wheatgrass* ou broto de trigo logo ficaram praticamente esquecidas.

Outro personagem importante, no primeiro terço do século XX, foi Victor Earl Irons, que após se licenciar pela Universidade de Yale em 1919 mudou-se para Kansas City, onde estabeleceu sua empresa dedicada a desidratar o suco dos brotos de trigo, em vez de utilizar a totalidade do broto com se havia feito até então. Dessa forma, se evitava a celulose, substância que não é digerida pelos humanos.

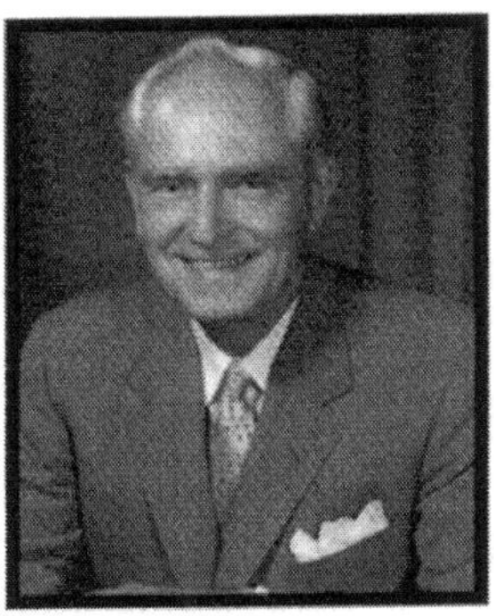

Victor E. Irons

Após sofrer grave enfermidade na idade madura, Irons recuperou-se totalmente tomando suco dos brotos de trigo; iniciou nova família aos setenta e dois anos de idade, teve seu primeiro filho aos oitenta e aos oitenta e seis realizou a mudança de sua empresa para outro lugar, o que supôs o equivalente a cento e catorze caminhões grandes carregados com os materiais, e toda a equipe. Morreu em 1993, pouco antes de completar os noventa e nove anos.

Sua empresa continua até hoje em pleno funcionamento, e é a mais antiga que existe no mundo, dedicada a comercializar produtos derivados do broto de trigo.

Todavia, talvez a pessoa que mais contribuiu para o conhecimento e a difusão das qualidades benéficas do broto de trigo nos tempos modernos tenha sido Ann Wigmore. Nasceu em 1908, na Lituânia.

Seus pais imigraram para os Estados Unidos ainda quando muito pequena e viram-se obrigados a deixarem a filha durante alguns anos ao cuidado de sua avó, que tinha conhecimento muito profundo das plantas e suas qualidades curativas.

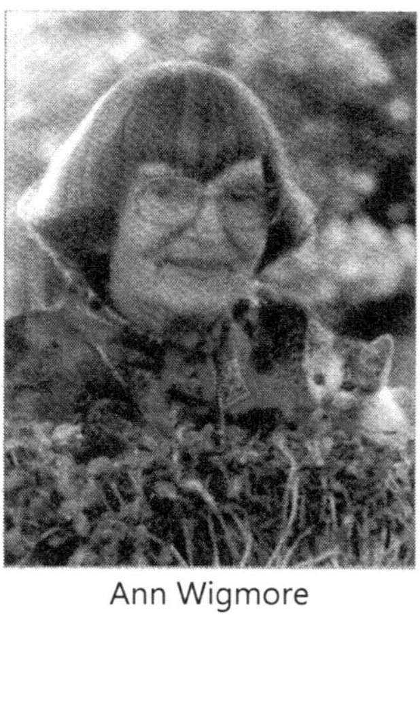
Ann Wigmore

Quando, finalmente pode unir-se aos pais, na América do Norte, um terrível acidente automobilístico deixou-lhe ambas as pernas totalmente inúteis. Logo veio a gangrena.

Os médicos recomendaram a amputação de ambos os pés, e os pais de Ann concordaram. Lembrando do que fazia sua avó e seguindo forte intuição, Ann começou a cultivar trigo na cozinha e a consumir o suco dos brotos tenros, e ao mesmo tempo aplicava-os sobre a área dos pés afetada, além de outras ervas medicinais. Sete meses após, seus pés estavam totalmente curados e alguns anos mais tarde competia na maratona de Boston.

Ann comprovou também a efetividade do broto de trigo com diversos animais. Chegou a adotar um mono enfermo de câncer que se curou totalmente ao ser alimentado com brotos de trigo, sementes germinadas, nozes e iogurte.

Mas, não foi essa a única vez que a erva de trigo a salvou de uma enfermidade grave. Muitos anos depois, casada e a cargo de uma família, o sumo dos brotos de trigo e outros alimentos ricos em enzimas e vitaminas permitiram-lhe liberar-se de um câncer de cólon. Isto a inspirou finalmente a dedicar o resto de sua vida a difundir as qualidades curativas de certos alimentos, dentre eles e muito especialmente o suco dos brotos de trigo.

Em 1958 fundou em Boston o *Hipócrates Health Institute*, adotando como lema a ideia hipocrática de que "o corpo se cura a si mesmo, sendo o médico apenas um ajudante da *Natureza.* "

Durante os vinte e cinco anos seguintes, o Instituto de Saúde Hipócrates foi literalmente o paladino do movimento alternativo de saúde nos Estados Unidos.

Pelo Instituto passaram dezenas de milhares de pessoas, dentre elas, muitos famosos.

A copiosa lista de testemunhas acumulada por Ann Wigmore mostra numerosos casos em que o suco do broto de trigo e de cevada resultou efetivo solucionando problemas como a elevada pressão arterial, diabetes, obesidade, gastrites, úlceras de estômago, pancreatite, asma, glaucoma, eczema, problemas cutâneos, constipação, hemorroidas, colites, divertículos, artrites, pé de atleta, diversas enfermidades femininas, anemia, halitose, fadiga crônica, problemas das gengivas, enfim, uma lista quase interminável que inclui a maioria das doenças e os problemas de saúde mais frequentes no mundo ocidental.

Ann, durante muitos anos, atuava enquanto gestora ante as autoridades e os políticos de Washington para que oficialmente se reconhecesse os efeitos benéficos que têm sobre a saúde os alimentos "vivos" e muito especialmente o suco da erva tenra do trigo.

Mas como era de se esperar, os políticos foram pouco receptivos a tais ideias. Todavia, encontraram melhor aceitação em outros lugares do mundo.

Ann viajou difundindo as qualidades do broto de trigo para mais de vinte países e chegou a fundar centros em muitos deles como no Canadá, na Índia, na Suécia e na Finlândia. Ann Wigmore faleceu em 1994, pouco antes de completar oitenta e cinco anos de idade, em consequência da inalação de fumaça gerada pelo incêndio à antiga sede do Instituto.

Sua obra, porém, permanece.

Sua clínica inicial tem agora cinco sedes nos Estados Unidos e outras mais na Austrália, na Suécia, na Finlândia e na Índia. Os ensinamentos de Ann Wigmore mudaram a vida de milhões de pessoas.

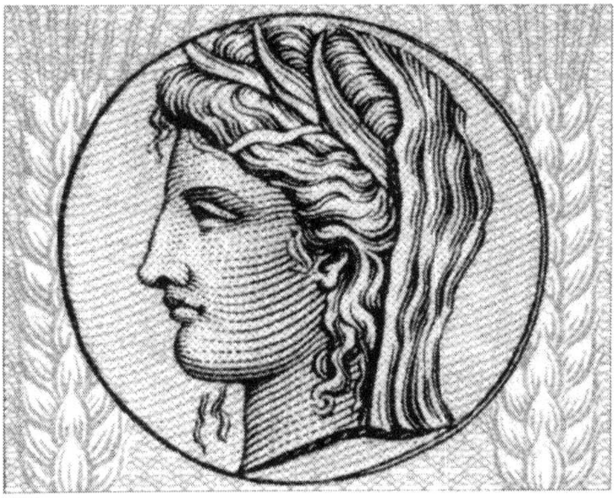

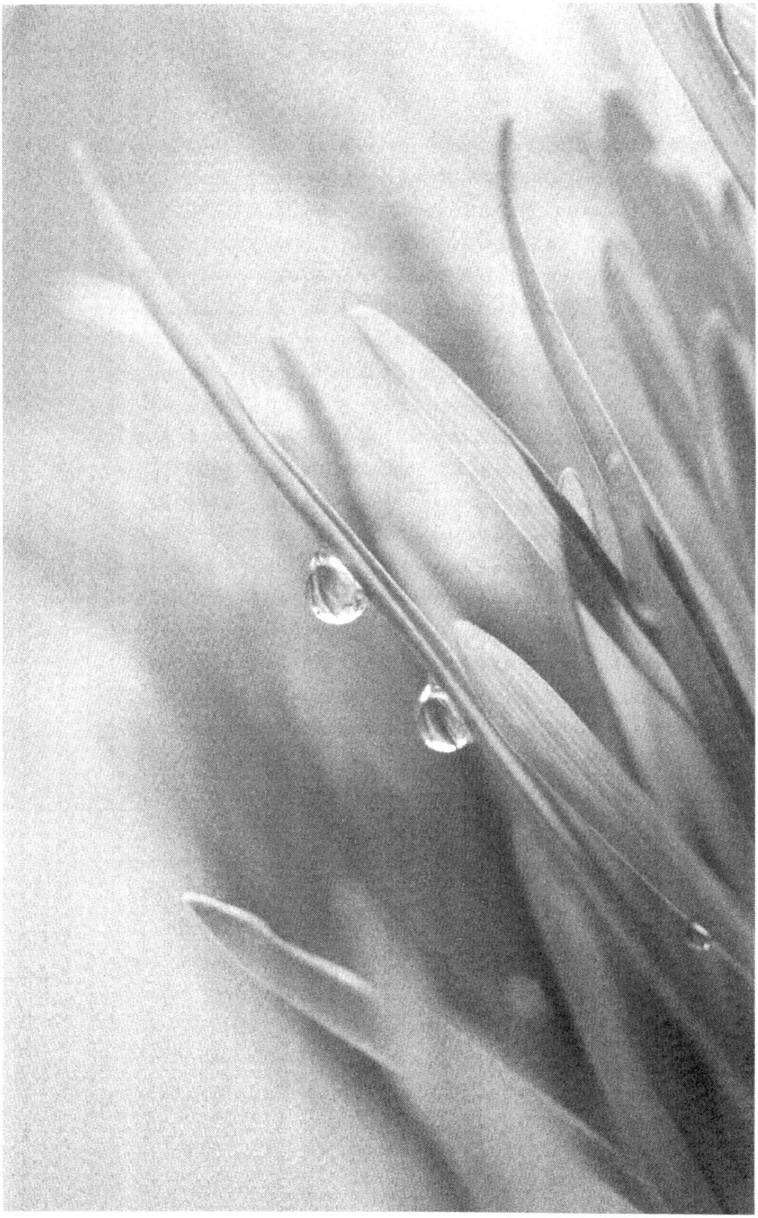

Capitulo II

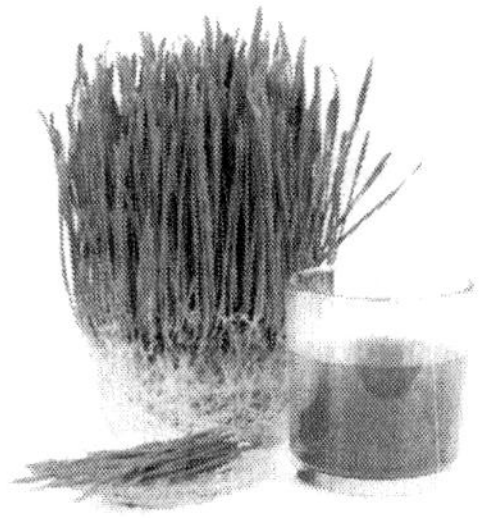

Propriedades do broto de trigo

Como informa o Instituto de Saúde Hipócrates, dentre os efeitos benéficos do suco do broto de trigo estão:

- Aumento dos glóbulos vermelhos. O famoso doutor Bernard Jensen descobriu que não há outros construtores de sangue superiores aos sucos verdes e especialmente ao sugo de broto de trigo. Em seu livro, *Health Magic through Chlorophyl from Living Plant Life* menciona vários casos em que logrou duplicar o número de glóbulos vermelhos em questão de dias, simplesmente fazendo que os pacientes se banhassem em água com clorofila.
- O suco limpa o sangue de dejetos, os órgãos e o trato intestinal.

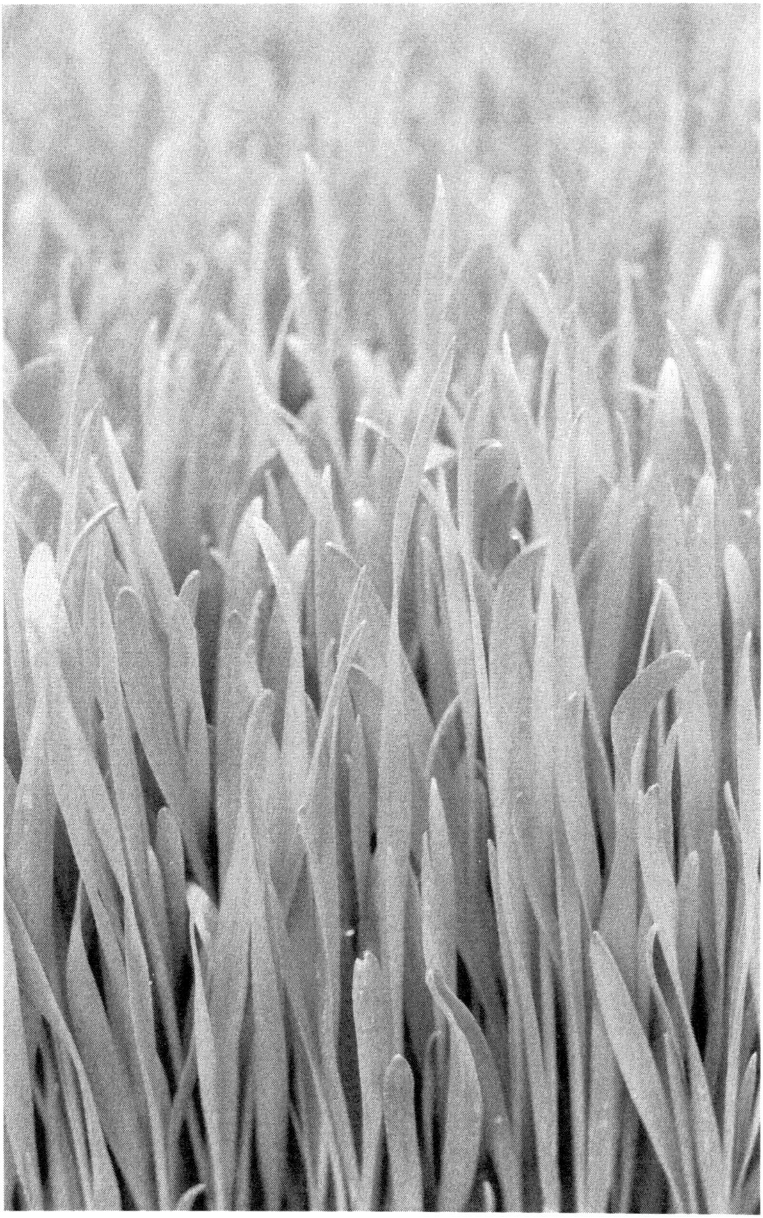

- O suco, ao enriquecer o sangue, estimula o metabolismo e os sistemas enzimáticos.
- Ajuda na redução da pressão arterial.
- Estimula a glândula tireoide; ajuda a eliminar a obesidade e melhora a digestão.
- Restaura a alcalinidade do sangue.
- Utilizada com êxito para tratar úlceras pépticas, colite ulcerosa, constipação, diarreia e outros problemas do trato gastrointestinal.
- É um poderoso desintoxicante, e protege o fígado. As enzimas e os aminoácidos que se encontram no broto de trigo podem proteger-nos dos agentes cancerígenos como nenhum outro alimento. Fortalecem as células, desintoxicam o fígado e a corrente sanguínea e neutralizam os contaminantes ambientais.
- Combate os tumores e neutraliza as toxinas. Estudos recentes mostram que o suco do broto de trigo tem poderosa capacidade para combater tumores, sem a toxicidade habitual dos medicamentos usualmente utilizados para esse fim.
- Contém enzimas benéficas, das que fazem o trabalho quando cortamos um dedo ou quando queremos perder alguns quilos.
- Um dos aspectos mais importantes da clorofila é uma notável similitude com a hemoglobina, a substância que transporta o oxigênio no sangue. O

doutor Yoshilude Hagivara, presidente do Instituto de Saúde Hagivara, é o principal defensor no Japão da utilização do broto de trigo como alimento e medicina. De acordo com o doutor Hagivara, a clorofila é diretamente assimilada pelo sistema linfático. Em outras palavras, *o sangue das plantas* transforma-se rapidamente em sangue humano, a fim de transportar os nutrientes a todas e a cada uma das células do corpo.

- Quando se utiliza em forma de edema, o suco de broto de trigo reverte o dano desde o interior do intestino, eliminando rapidamente os dejetos tóxicos.
- Suaviza a pele queimada pelo sol e atua como desinfetante. Friccionado sobre o couro cabeludo, ajuda a reparar o cabelo danificado, elimina comichão e alivia a pele escamosa e as afecções do couro cabeludo.
- Tem efeito calmante e curativo ao ser aplicado em cortes, queimaduras, raspões, erupções, pé de atleta, picadas de insetos, furúnculos, feridas, úlceras e tumores. Nesses casos, deve ser aplicado em forma de cataplasma, substituindo-o a cada duas ou três horas.
- Alivia qualquer problema das gengivas.
- Neutraliza substâncias tóxicas: o cadmio, a nicotina, o estrôncio, o mercúrio e o ácido clorídrico do vinil.

- Quando consumido diariamente aumenta espetacularmente os níveis de energia da pessoa.
- Tomar suco de *wheatgrass* é como receber um tratamento de oxigênio líquido. O oxigênio é vital para muitos processos corporais, estimula a digestão (a oxidação dos alimentos), promove um pensamento mais claro (o cérebro utiliza 25% do suprimento de oxigênio que recebe o corpo) e protege o sangue contra bactérias anaeróbicas. É um fato bem conhecido que as células cancerosas podem existir somente em um entorno pobre de oxigênio.
- É todo um tratamento de beleza que retarda o envelhecimento. Ao limpar o sangue, ajuda rejuvenescer as células, atrasando o processo do envelhecimento e fazendo que a pessoa se sinta mais viva quase imediatamente. Contribui para que a pele solta e flácida se torne tensa.
- Diminui os efeitos da radiação e da radioterapia. O Superóxido Dimutase, enzima que se encontra no broto do trigo, diminui os efeitos negativos da radiação e tem propriedades anti-inflamatórias.
- Diminui os efeitos negativos da quimioterapia. Conforme o médico australiano Chris Reynolds, os pacientes que recebem quimioterapia veem enormemente reduzidos seus efeitos desagradáveis, se ao mesmo tempo tomam suco de broto de trigo. Tanto as náuseas quanto os vômitos e as úlceras

praticamente desaparecem. A mielotoxidade, uma complicação grave que afeta a medula óssea e que costuma aparecer por causa da quimioterapia, diminui com grande rapidez ao se administrar ao enfermo suco de broto de trigo.

- Restaura a fertilidade.

Capitulo III

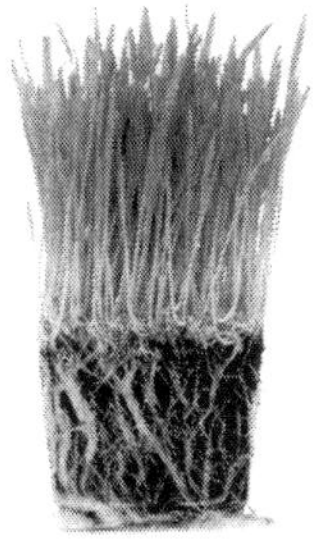

Nutrientes

O que contém o broto de trigo para ter esses efeitos tão variados sobre o organismo? Conforme Ann Wigmore, o broto de trigo contém todos os elementos que formam o corpo humano, assim como as substâncias que o revitalizam e o reconstroem. Aquelas que lhe dão energia e também as que o ajudam a eliminar os produtos de dejetos.

O certo é que o broto de trigo é uma fonte de nutrientes surpreendentemente equilibrada. Contém todos os minerais, tanto os mais abundantes quanto aqueles que, ainda que sejam imprescindíveis, o corpo apenas os necessita em quantidades infinitesimais. É especialmente rico em cálcio, magnésio, manganês, fósforo e potássio, assim como em óligoelementos como o zinco e o selênio, ambos, chave para o bom funcionamento do sistema circulatório e do sistema imunológico.

Contém igualmente as vitaminas do grupo B, entre elas o ácido fólico, o ácido pantatênico e a colina. Contém mais de vinte aminoácidos, tanto essenciais quanto não essenciais.

Dentre outras substâncias importantes para a manutenção e a saúde corporal, no broto de trigo identificaram-se os seguintes:

Aminoácidos

- Triptofano, ácido glutâmico.
- Alanina, metionina.
- Arginina, lisina.
- Ácido aspártico.
- Sistina.
- Glicina.
- Histidina.
- Isoleucina.
- Leucina.
- Fenilalanina.
- Prolina.
- Serina.
- Treonina.
- Tirosina.
- Valina e polipeptídios diversos.

Enzimas

- Superóxido dismutase.
- Peroxidasse.
- Fosfatas.
- Catalase.
- Citocromo oxidase.
- Hekisokinasa.
- Deshidrogenase málica.
- Nitrato reductase.
- Nitrogênio oxidoreductase.
- Fosfolipase.
- Polifenoloxidase.
- Dismutase e transhidrogenase.

Fitoquímicos

- Clorofila.
- Carotenoides.
- Bioflavonoides.
- Hormônios do crescimento.
- ADN.
- ARN.

Vitaminas

- Vitamina C.
- Vitamina E.
- Betacaroteno.
- Biotina.
- Colina.
- Ácido fólico.
- B-1 (tiamina).
- B-2, (riboflavina).
- B-3 (niacina).
- B-6 (ácido pantotênico) e;
- Vitamina K

Minerais e óligoelementos

Entre os mais abundantes estão:

- Zinco.
- Selênio.
- Fósforo.
- Potássio.
- Cálcio.
- Boro.
- Cloro.
- Cromo.
- Cobalto.
- Cobre.

- Iodo.
- Ferro.
- Magnésio.
- Manganês.
- Níquel.
- Sódio e enxofre.

Ácidos graxos:

- Ácido linoleico e
- Ácido linolênico.

O seguinte quadro é uma comparação entre o conteúdo de nutrientes presentes no broto de trigo e em outros alimentos, todos eles desidratados.

	100	Brotos de trigo	Germinados de trigo	Espinacas	Brócoli	Ovos	Pollo
Proteína	g	25	7,5	2,9	3	12,5	17,6
Grasas	g	8	1,3	0,4	0,4	10	20,3
Cálcio	mg	321	28	99	48	49	10
Magnésio	mg	107	82	79	25	10	20
Fósforo	mg	575	200	49	66	177	172
Potássio	mg	3225	169	558	325	115	210
Sódio	mg	19	16	79	27	280	70
Zinco	mg	4,9	1,6	0,5	0,4	1,2	1,2
Cobre	mg	0,4	0,3	0,1	0,1	0	0,1
Manganeso	mg	2,5	1,9	0,9	0,2	0,1	0

	100	Brotos de trigo	Germinados de trigo	Espinacas	Brócoli	Ovos	Pollo
Selênio	mcg	,35	0	1	3	31	0
Vitamina C	mg	214	2,6	28	93	0	2,5
Tiamina	mg	0,4	0,2	0,1	0,1	0,1	0,1
Rivoflavina	mg	17	0,2	0,2	0,1	0,4	0,2
Niacina	mg	8,4	3,1	0,7	0,6	0,1	6,2
Ácido pantoténico	mg	0,7	0,9	0,1	0,5	1,1	0,9
Vitamina B6	mg	1,4	0,3	0,2	0,2	0,1	0,3
Ácido Fólico	mcg	1110	38	195	71	35	6
Vitamina B12	mcg	0,8	0	0	0	0,8	0,3
Vitamina A	UI	513	0	6715	0	632	178
Vitamina E	mg	9	0,1	1,9	1,7	1,1	0
Treonina	g	1,4	0,2	0,1	0,1	0,6	0,7
Isoleucina	g	1,5	0,3	0,1	0,1	0,7	0,9
Fenilalanina	g	1,8	0,4	0,1	0,1	0,8	0,7
Arginina	g	2,2	0,4	0,2	0,1	0,8	1,1
Alanina	g	2,4	0,3	0,1	0,1	0,7	1,1
Ácido aspártico	g	4,3	0,5	0,2	0,2	1,3	1,6
Ácido glutámico	g	4,5	1,9	0,3	0,4	1,7	2,6
Prolina	g	1,6	0,7	0,1	0,2	0,5	0,9

Como pode ser constatado, alguns dados, dentre eles os do potássio e os do ácido fólico, são realmente espetaculares.

Capitulo IV

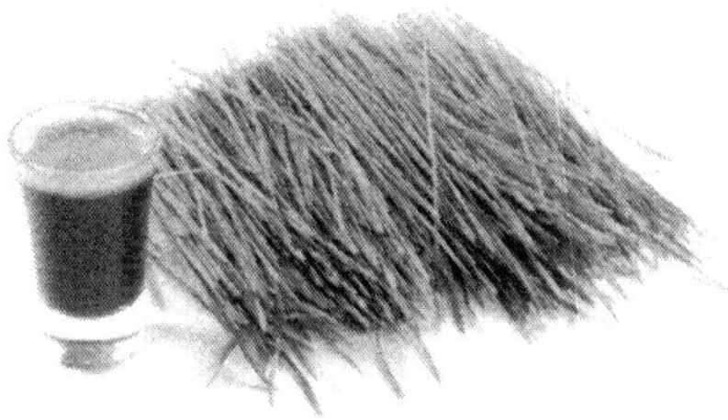

A Milagrosa Clorofila

Os 70% do conteúdo sólido do suco de broto do trigo é a clorofila.

A clorofila é uma das substâncias fundamentais em todas as plantas. Não é apenas a responsável pela cor verde que tem a maioria dos integrantes do reino vegetal, mas também é a principal protagonista, junto com a luz, no processo da fotossíntese.

A vida neste planeta existe e mantém-se graças à fotossíntese. Por meio dela, as plantas sintetizam matéria orgânica (imprescindível para a constituição de todos os seres vivos) partindo da luz e da matéria inorgânica e liberam oxigênio na atmosfera para que respiremos todos nós.

Estima-se que cada ano, os organismos fotossintetizadores convertem em matéria orgânica em torno de cem mil milhões de toneladas de carbono.

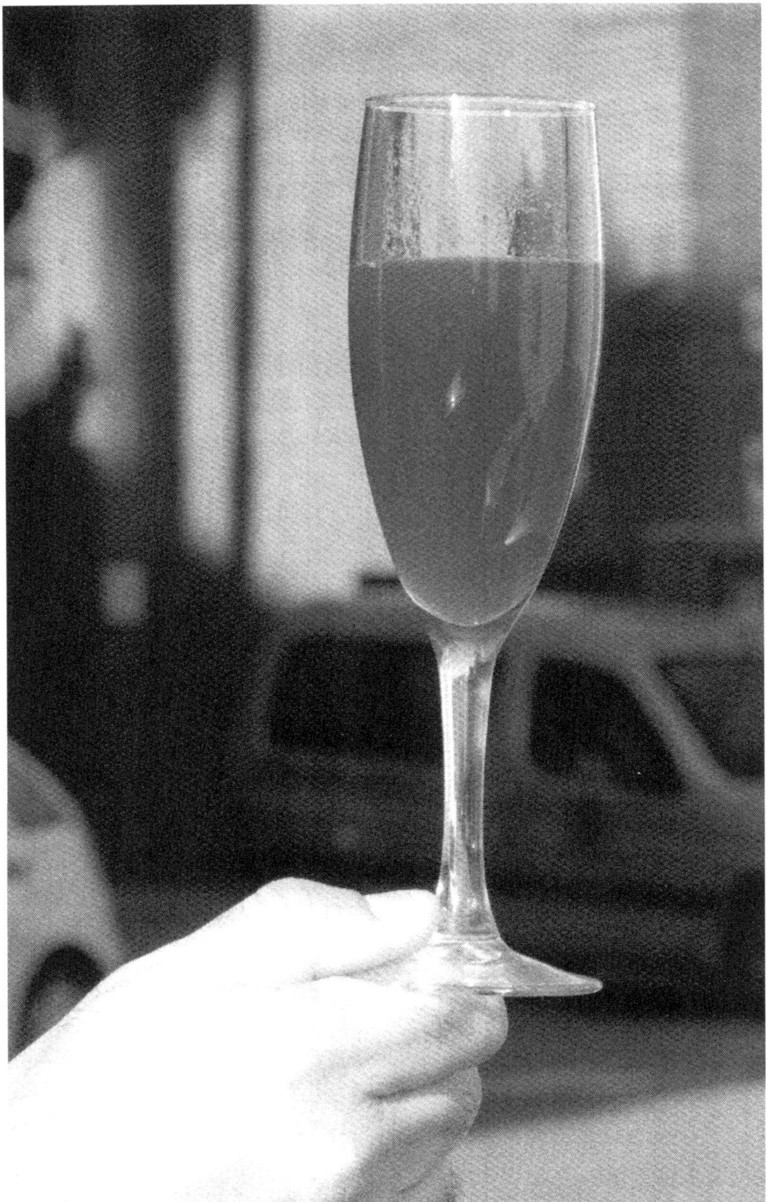

Uma curiosidade da clorofila é que sua estrutura molecular se assemelha muito à que tem a hemoglobina do nosso sangue. A hemoglobina é a molécula responsável pela cor vermelha do sangue e também pelo transporte do oxigênio a todas as células do corpo. Sua estrutura é muito similar à da clorofila. A única diferença é que o átomo central da hemoglobina é ferro, enquanto que na clorofila é magnésio.

Esta similitude estrutural favorece a rápida absorção da clorofila pelo organismo humano. Daí que, com frequência, classificam a clorofila como sangue verde e também como *o sangue das plantas.*

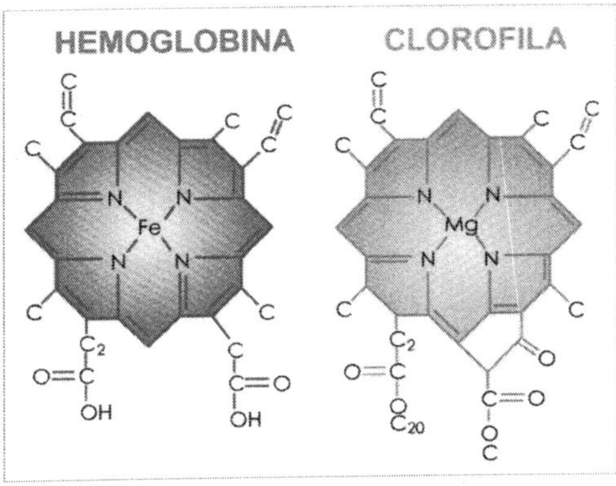

A clorofila é o alimento mais rico, enzimático e concentrado da Natureza, sendo uma fonte extraordinária e facilmente digerível de vitaminas e minerais. Contém onze vezes mais cálcio do que o leite, cinco vezes mais ferro do que as espinafres, cinco vezes mais magnésio do que as bananas, sessenta vezes mais vitamina C do que a laranja, uns 45% a mais de proteína do que a carne e além de todos os aminoácidos essenciais.

Essas são algumas das assombrosas qualidades da clorofila, relacionadas com a saúde humana:

- É antianêmica, pela sua capacidade de gerar plasma sanguíneo com grande eficiência quase de forma instantânea.
- Por ser aporte de oxigênio ao meio celular é depurativa, elimina toxinas do corpo, ajuda a eliminar metais pesados, alcaliniza o organismo, controla infecções e cria um entorno adverso a vírus e parasitos.
- Acelera os processos de cicatrização, reduz a pressão sanguínea, otimiza o ciclo da insulina, reativa a glândula tireoide, limpa o sangue de colesterol nocivo, melhora estados degenerativos como a esclerose, combate as erupções da pele, cura a sinusite, fortalece todo o sistema digestivo e depura os rins e o fígado.
- Elimina os maus odores corporais.
- É anticancerígena e antimutagênica, protege as veias e as artérias, cura úlceras internas e equilibra de forma eficiente o metabolismo, queimando o tecido adiposo acumulado, quer dizer, emagrece.

Todos os efeitos mencionados até agora, tanto da clorofila quanto do suco do broto de trigo foram tomados de outros autores (ver referência bibliográfica).

Minhas observações diretas sobre o efeito do suco de broto de trigo são:

- Mais vitalidade quase instantânea.
- Rápida recuperação de viroses.
- Diminuição do odor corporal.
- Redução de horas de sono necessárias.
- Alívio ou diminuição da dor de estômago.
- Incremento do bem-estar geral e mais capacidade de trabalho.
- Regula o apetite.
- Regula o sistema digestivo.

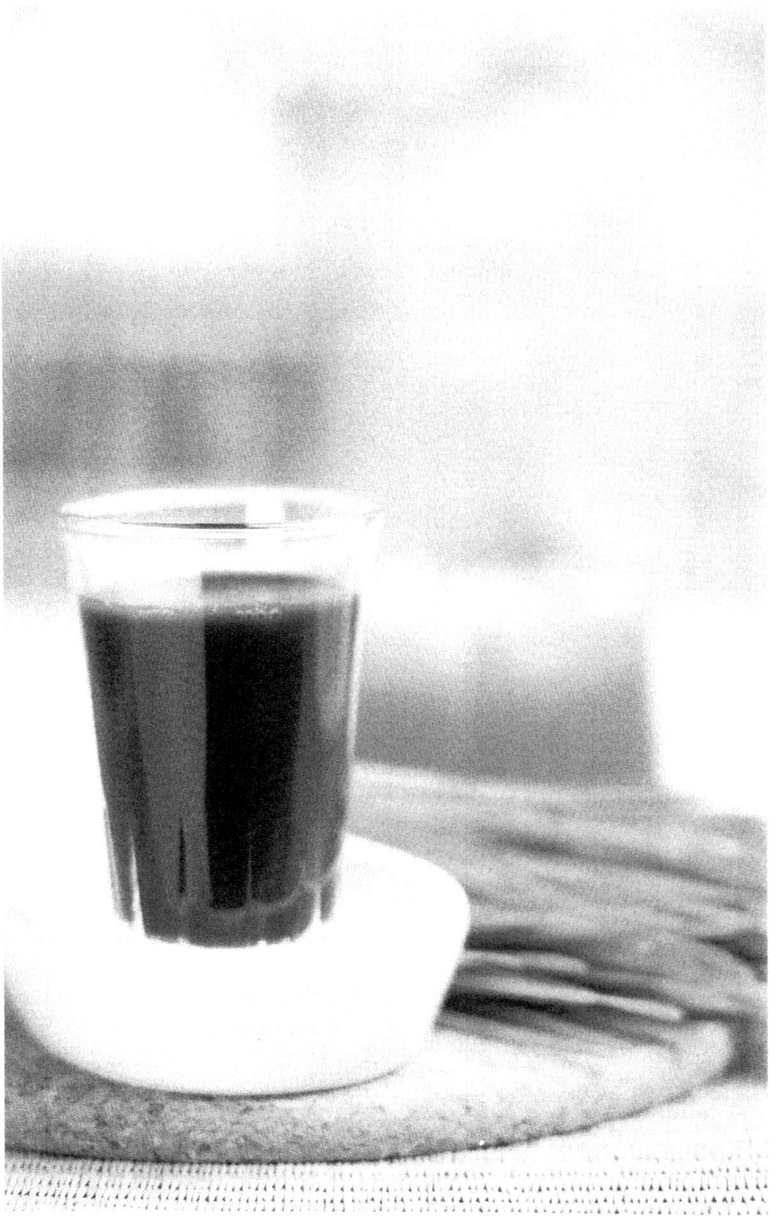

Capítulo V

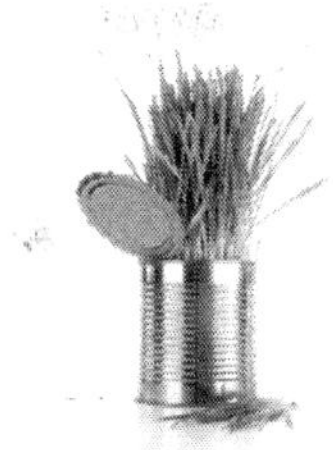

O Cultivo

Vamos agora ao aspecto prático do cultivo do broto de trigo em sua casa ou no escritório, objetivo principal deste livro.

Em que Recipiente se pode cultivar o Broto de Trigo?

No *Evangelho dos Essênios*, livro IV, Jesus fala de um vaso de argila. Hoje, nossas opções são muito mais variadas. A verdade é que quase qualquer recipiente serve.

Para mim, até agora, o mais cômodo foi utilizar as bandejas de plástico que medem aproximadamente 40 × 60 × 8 cm e que se costuma encher de areia para uso dos gatos. Utilizei também bandejas menores (35 × 20 × 5 cm) e inclusive base de jardineiras com forma de bandeja alargada (60 × 18 × 3,50 cm); todos esses utensílios são muito econômicos e se encontram em qualquer loja.

Para evitar excesso de água pode ser aconselhável utilizar duas bandejas superpostas, tendo feito na superior, alguns furos para a drenagem.

As lojas on-line oferecem diversos tipos de bandejas para o cultivo de brotos de cereais, inclusive existem dispositivos para poder cultivar o trigo em vários níveis, umas bandejas sobre outras.

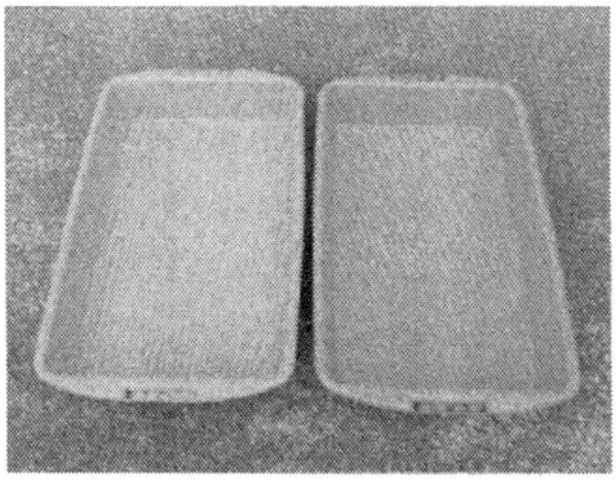

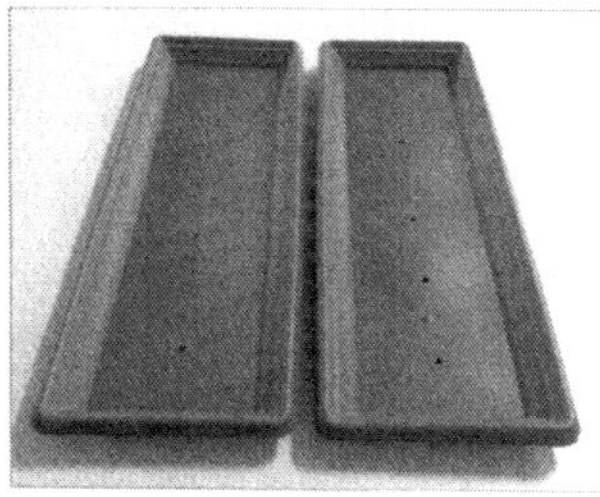

Quanto à sua localização, qualquer lugar da casa será adequado, sempre que haja luz suficiente, ainda que não seja conveniente que as plantas de trigo recebam diretamente os raios de sol durante muito tempo.

Que sementes utilizar?

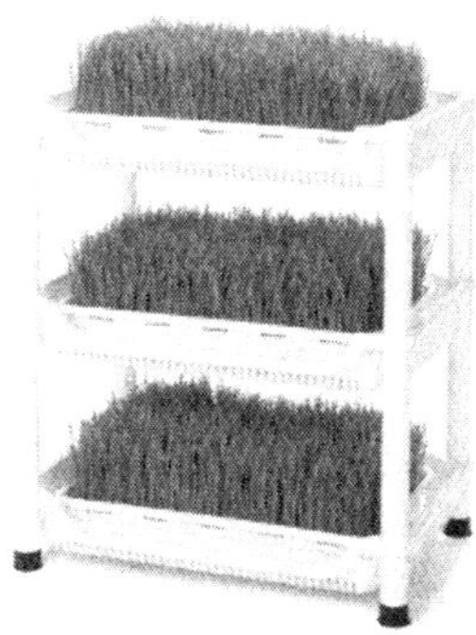

Nas páginas da web que falam sobre o broto de trigo *wheatgrass* costuma-se aconselhar a utilização de sementes de cultivo biológico. Também aconselho o mesmo, ainda que o certo é que quase sempre usei trigo normal e comum, comprado numa casa das que vendem rações para aves e outros animais. Unicamente costumo cuidar para que não haja muitos grãos estragados.

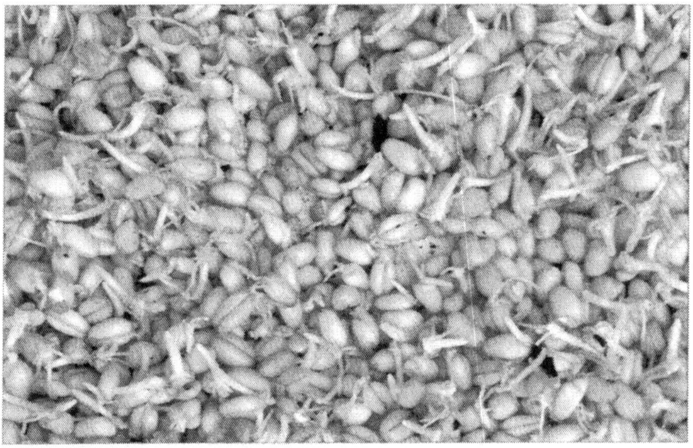

Por vezes, cultivei cevada em lugar do trigo, sem observar nenhuma mudança significativa na evolução das plantas, nem tampouco no sabor nem nos efeitos do suco. As análises realizadas até agora mostram que os nutrientes contidos no broto do trigo e no da cevada são muito parecidos.

A Terra

Sempre usei a terra normal, que se vende para vasos de barro. No início, comecei semeando sobre uma camada de terra de aproximadamente 8 cm de espessura. Agora, reduzi a espessura até a metade aproximadamente, ao comprovar que é suficiente para alimentar as plantinhas de trigo até o instante em que aparece o primeiro broto, pois esse é o momento de colher.

Normalmente, ocorre entre dez a catorze dias após a semeadura. Uma vez cortado todo o trigo desfaço-me da terra, pois costuma estar saturada de raízes e, sem dúvida, uma parte importante dos nutrientes que continha, já desapareceu.

Pode cultivar-se também a erva de trigo por meio hidropônico, quer dizer, sem o uso da terra.

No meu caso fiz uma tentativa que não resultou satisfatória, pelo que, voltei à terra. O gasto que supõe a terra é mínimo, e os estudos realizados mostram que o trigo que cresceu na terra apresenta maior concentração de nutrientes do que o cultivo hidropônico.

Passos a seguir:

Cultivar a erva de trigo em casa é muito simples. Além do mais, na internet se encontram abundantes explicações e vídeos detalhando todo o processo. Com pequenas variações, consta dos seguintes passos:

1. Lavar bem as sementes em água morna, pelo menos duas vezes.
2. Manter as sementes empapadas entre 8 e 24 horas, trocando a água a cada 8 horas durante o tempo em que estejam encharcadas.
3. Pôr as sementes para germinar, até que apareça uma pequena raiz branca. Durante a germinação deve

mantê-las úmidas, orvalhando-as com um spray, pelo menos 3 vezes ao dia.

Nota: Esses três primeiros passos figuram em todos os manuais on-line e nos livros, contudo, eu normalmente não os sigo, sem que isso gere um atraso significativo no nascimento e desenvolvimento do trigo. Isto é, normalmente começo com o ponto seguinte que numero como:

4. Semear as sementes em um recipiente ou bandeja que contenha terra para vasos de barro previamente umedecidos. Para isso, simplesmente se estendem sobre a terra umedecida de modo que formem uma capa uniforme que cubra toda a terra sem ficarem amontoadas umas sobre as outras.

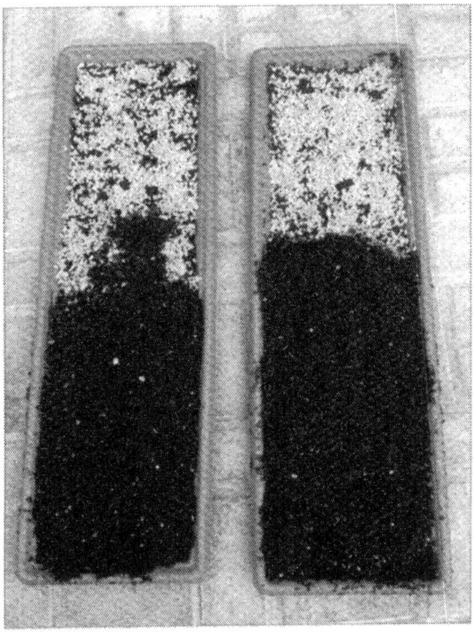

5. Seguidamente deve cobri-las com uma fina capa de terra e umedecer essa terra com um spray. (Também se pode utilizar um regador com perfurações muito finas, mas com muito cuidado para que o jato de água não barre as sementes).
6. Durante três ou quatro dias o recipiente ou a bandeja devem estar tampados (uma simples cartolina serve), pois inicialmente a obscuridade estimula o crescimento das plantinhas. É necessário orvalhar cada dia com um spray, a fim de que a terra se mantenha úmida.
7. No quarto ou quinto dia se poderá tirar o tampo, (o talo das plantas deve surgir já pelo menos dois ou três centímetros sobre a terra, às vezes, inclusive o levanta). A partir desse momento se manterá o recipiente onde haja luz suficiente, mas sem que receba, durante muito tempo, raios de sol. Agora aprecie vendo como o broto do trigo aumenta em tamanho e beleza cada dia. Até chegar o momento da colheita é necessário manter a terra úmida, orvalhando-a pelo menos uma vez ao dia.

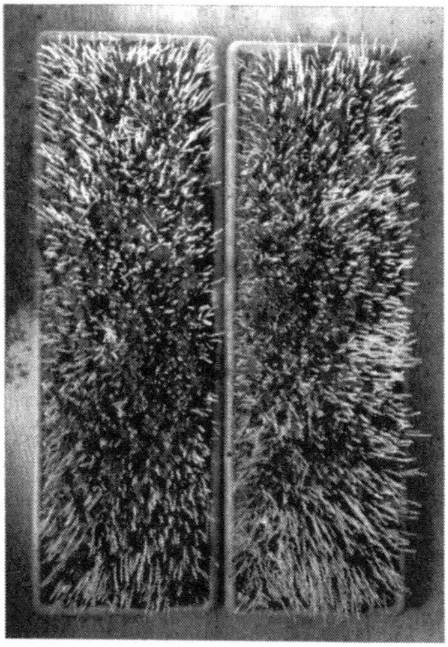

A Colheita

O momento de colher é precisamente quando aparece o primeiro nó e a partir dele comece a surgir o que será o talo da planta. Esse é o momento apropriado. No interior desse primeiro nó, encontram-se os órgãos reprodutores da planta, que num futuro se converteriam na espiga. Poderíamos dizer que a aparição desse primeiro nó marca a puberdade da planta.

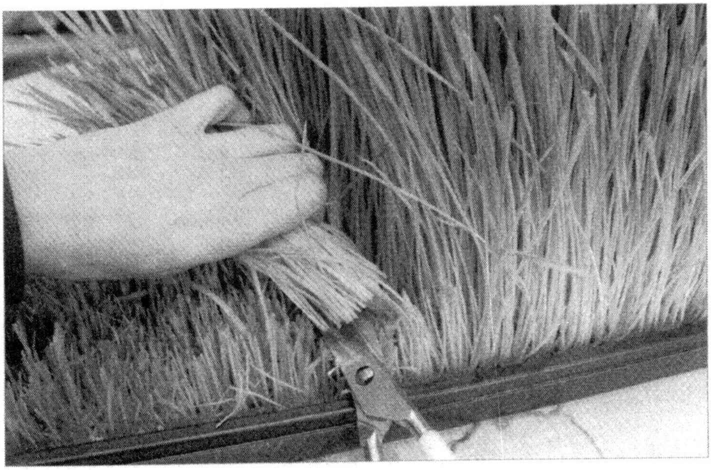

Desse primeiro nó pronto surge o futuro talo, em que, ao crescer, irão aparecendo mais nós e uma folha em cada um deles. A partir da formação do primeiro nó, a quantidade de nutrientes presentes na planta do trigo diminui rapidamente, ao mesmo tempo em que o sabor se torna cada vez mais forte. Até então o crescimento da planta foi vegetativo.

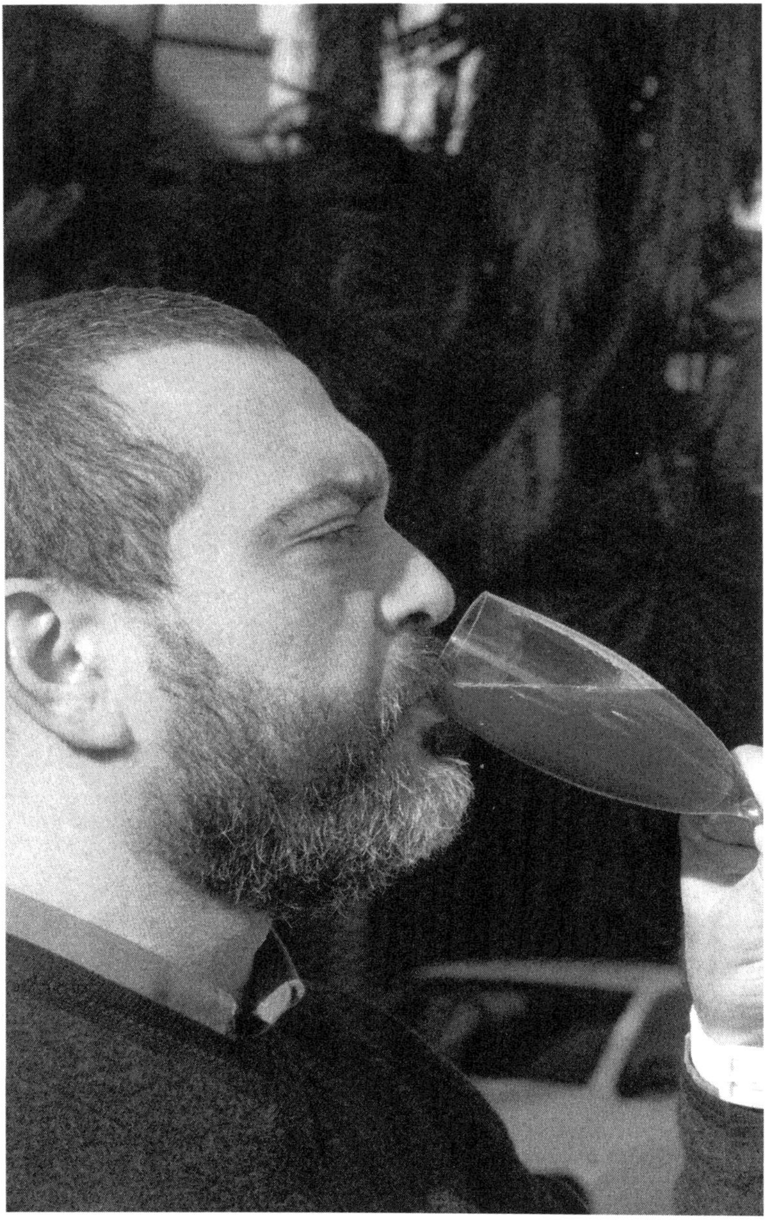

A partir desse momento sua maior energia vai ser dedicada ao desenvolvimento dos seus órgãos reprodutores. Nas plantas cultivadas no interior, com uma temperatura ambiental entre os 18 e os 25 graus, a aparição do primeiro nó costuma aparecer entre 10 a 14 dias após a semeadura.

Para colher o trigo, o mais cômodo é utilizar tesouras, sujeitando com a outra mão as plantinhas que vamos cortar. Há os que, ao terminar uma bandeja de trigo, deixam-na alguns dias mais, pois ainda que o talo principal tenha sido cortado, seguem crescendo as folhas, deste modo obtém-se uma segunda colheita. Mas esta segunda colheita não apenas menos copiosa do que a primeira, mas também seu conteúdo de nutrientes é muito menor e o sabor bem mais forte.

O Sabor

Com frequência leio na Internet que o sabor do suco da erva de trigo é desagradável. Sinceramente, não o considero assim. Não digo que seja uma guloseima, mas tão pouco é repugnante para dar náuseas.

Influenciado por essas informações, a princípio estive durante muitos meses misturando-o com suco de maçã e cenoura, até que um dia me aventurei a prová-lo só, e para minha grande surpresa vi que não era em absoluto desagradável. Seu sabor recorda um pouco o alcaçuz. Se em um início o sabor lhe parece estranho e lhe dá náuseas, o melhor é começar com doses muito pequenas e logo aumentar, paulatinamente.

Nesses casos, no princípio, é conveniente tomá-lo com água ou pouco de suco de fruta, ou melhor, extraí-lo com uma Miniprimer, pelo que já sairá ligeiramente dissolvido.

Dificuldades que podem surgir no cultivo

O principal problema que costuma apresentar-se é o mofo. Há dois tipos principais de bolor. O mais comum se forma sobre a terra ou nas sementes, tem cor cinza-claro quase branco e um aspecto de algodão. Normalmente, é devido ao excesso de umidade, pelo que a melhor forma de combater o bolor é colocar o recipiente de cultivo em local arejado, com ligeira corrente de ar. Pode-se inclusive colocar um ventilador – sem enfocá-lo diretamente sobre o trigo.

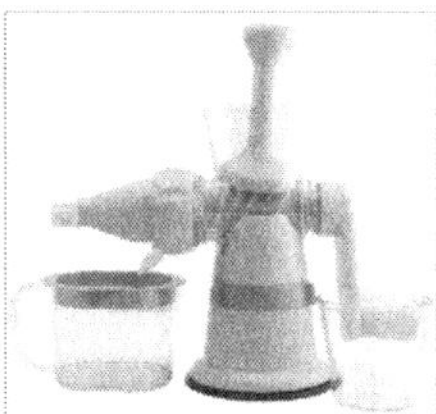
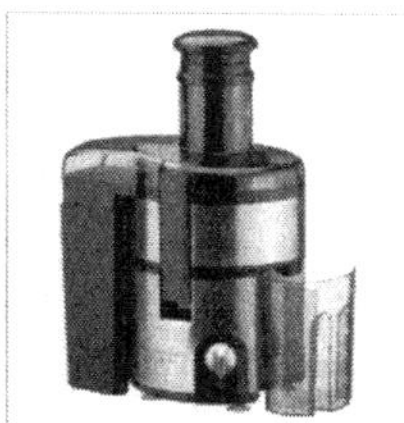
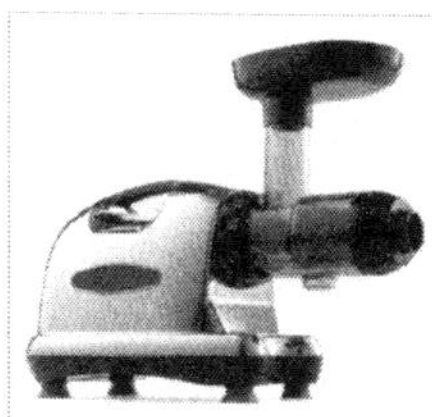
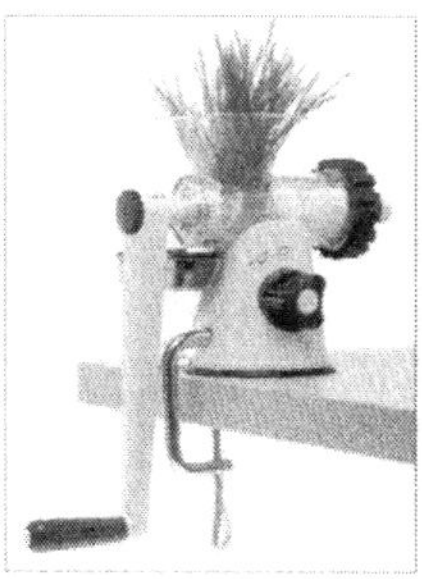
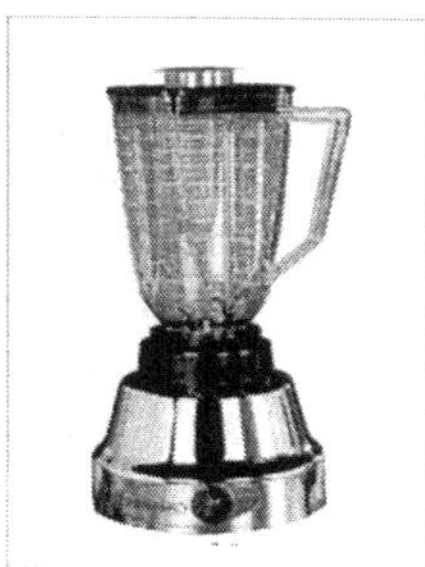
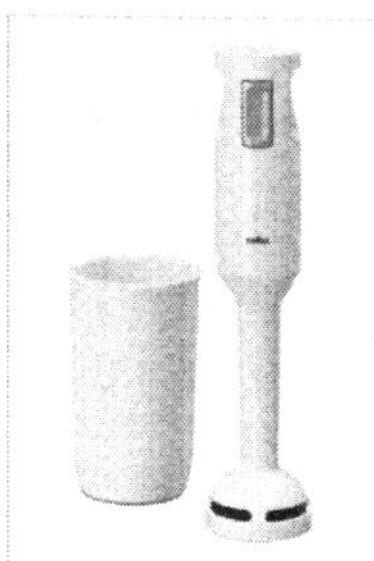

Outra forma de combater o mofo é expor a planta à luz solar. Alguns aconselham rejeitar a erva de trigo que cresce numa terra com mofo. Eu até agora a utilizei sem problemas, cortando-a alguns centímetros mais acima. De qualquer modo, é sempre conveniente lavar a erva com água antes de extrair o suco.

Outro mofo, não tão frequente, mas muito nocivo ataca-lhe as raízes dando-lhes tonalidade avermelhada ou marrom, estendendo-se depois pelo talo e pelas folhas. As plantas que mostram essas características devem ser descartadas.

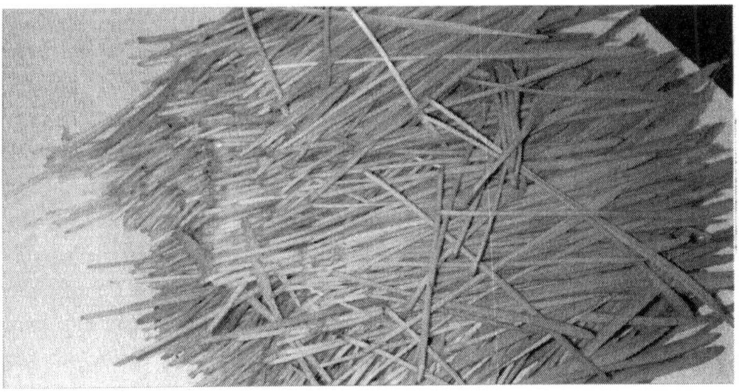

Outro problema que se apresenta esporadicamente é que, de repente, uma das colheitas é muito pobre, são poucos os grãos que produziram plantas, seus talos são indeléveis e estão muito separados uns dos outros. Pode ser devido à falta de água, ou excesso dela, ou ainda à má qualidade das sementes usadas.

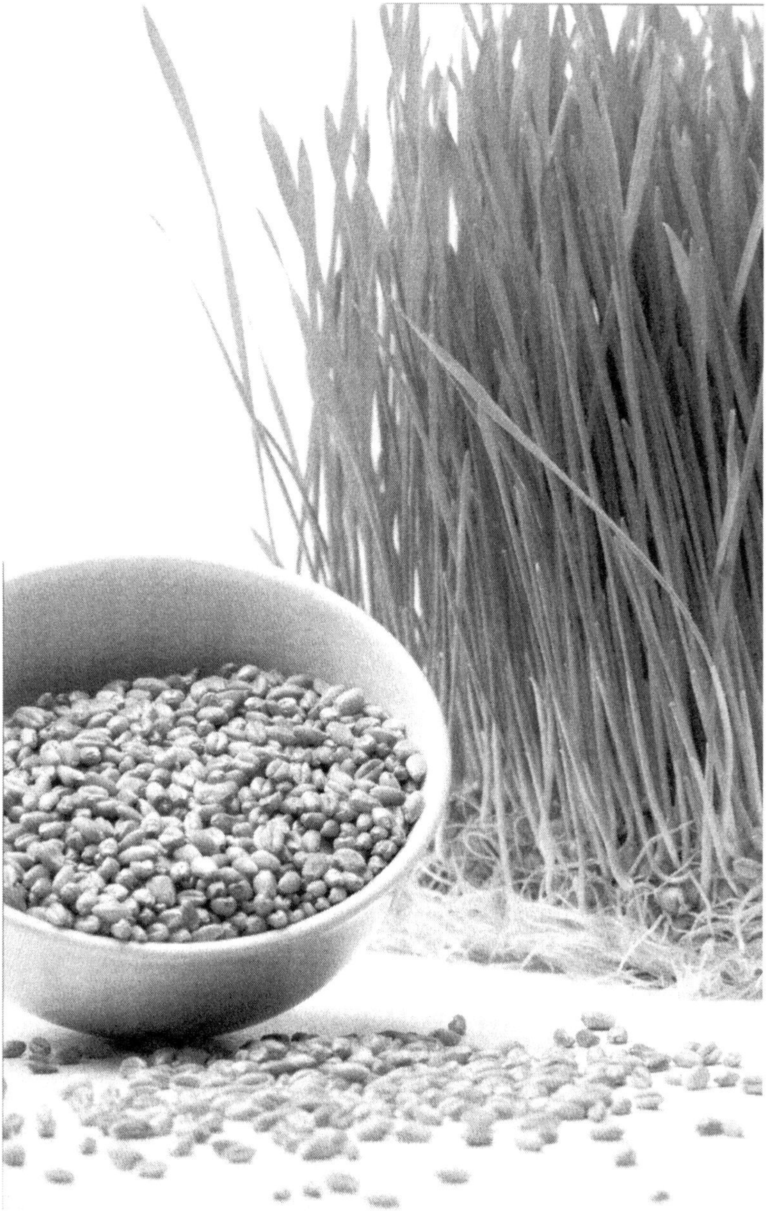

Para extrair suco ao máximo

Pode utilizar-se qualquer liquidificador, batedeira ou aparato extrator de sucos. Inclusive um pilão poderia servir, mas sem dúvida, o rendimento seria menor.

Nas lojas on-line, vendem por preço muito acessível, moinhos manuais cujo mecanismo é semelhante às antigas máquinas de moer carne. O que comprei não acabou por me convencer. No meu caso, depois de ter experimentado vários aparatos, o que me resultou melhor é a modesta Miniprimer. Além do mais, há a vantagem de que a água acrescentada faz com que o sabor seja muito mais agradável, um pouco parecido a um alcaçuz suave. É aconselhável lavar com água a erva recém-cortada a fim de eliminar possíveis restos de terra e impurezas.

Uma vez extraído, o melhor é que o suco seja tomado o quanto antes, a fim de aproveitar todas as suas propriedades benéficas.

É melhor extrair o suco e tomá-lo imediatamente após haver cortado e lavado a erva, não obstante, em caso de necessidade, pode guardar-se a erva cortada no congelador durante três dias, em bolsas de plástico não herméticas.

Kits

Com trinta euros pode-se comprar pela internet kits de cultivo da erva de trigo que contêm instruções detalhadas e todo o necessário para produzir quatro colheitas, incluindo duas bandejas de 40 × 40 cm, uma espécie de tapete que substitui a terra e também as correspondentes sementes orgânicas.

Comprei um destes kits para provar, e o resultado não foi de todo satisfatório, por isso continuo preferindo minhas pouco sofisticadas bandejas com terra e minhas sementes (quando não tenho biológicas) compradas nas casas de produtos pecuários.

Wheat Grass em pó.

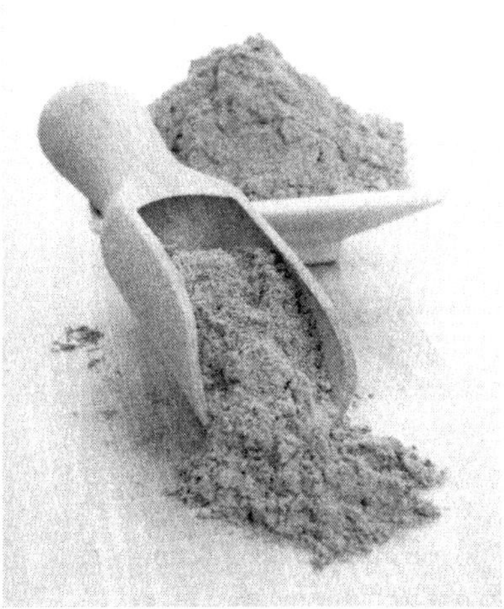

Nas casas de produtos dietéticos também se pode comprar, a um preço bastante acessível, broto de trigo em pó, apresentado tanto em cápsulas quanto em pacotes de 200, 500 ou 1.000 gramas. Trata-se da erva de trigo desidratada e moída.

Se a comparamos com o cultivo próprio esta modalidade tem suas vantagens e também seus inconvenientes.

Entre as vantagens está a comodidade, especialmente para aqueles com escassez de tempo ou para os que sentem rejeição pela jardinagem; outra vantagem consiste no fato de que, ao haver suprimido a água, a concentração de nutrientes é muito maior do que o suco recém-exprimido.

Uma vantagem a mais é que o pó de *wheatgrass* contém celulose (fibra) substância que ainda que não seja digerível pelo estômago humano, favorece o processo digestivo e especialmente a eliminação.

Em favor do suco recém-exprimido, somente posso aportar argumentos subjetivos, mas não por isso menos valiosos. Como dizia a personagem Pequeno Príncipe, *o essencial é invisível aos olhos.* Estou convencido de que o mais importante do suco de *wheatgrass* não é detectável em laboratório. Além do mais, sabe-se muito bem que o fato do enfermo participar e envolver-se no processo, tem um extraordinário efeito sobre sua cura.

Como dizia o doutor Albert Schweitzer: *Cada paciente traz dentro de si seu próprio médico. E só melhoramos, quando damos a nosso médico interior a oportunidade de* pôr-se a trabalhar. Resumindo, meu conselho é combinar ambas as modalidades: tomar a cada dia pelo menos um copinho de suco recém-exprimido e também outro em que tenhamos dissolvido uma colherinha de pó de *wheatgrass* desidratado.

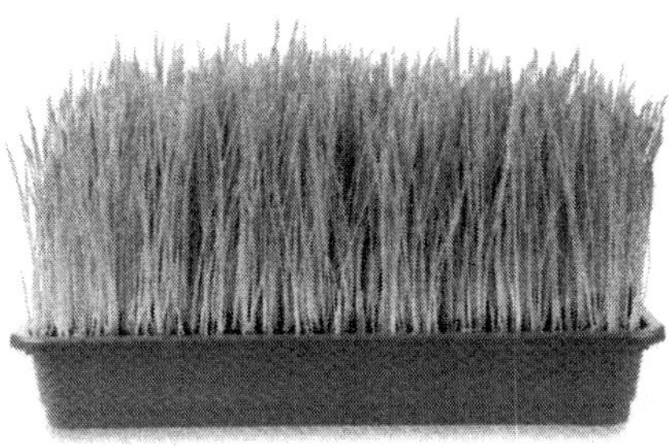

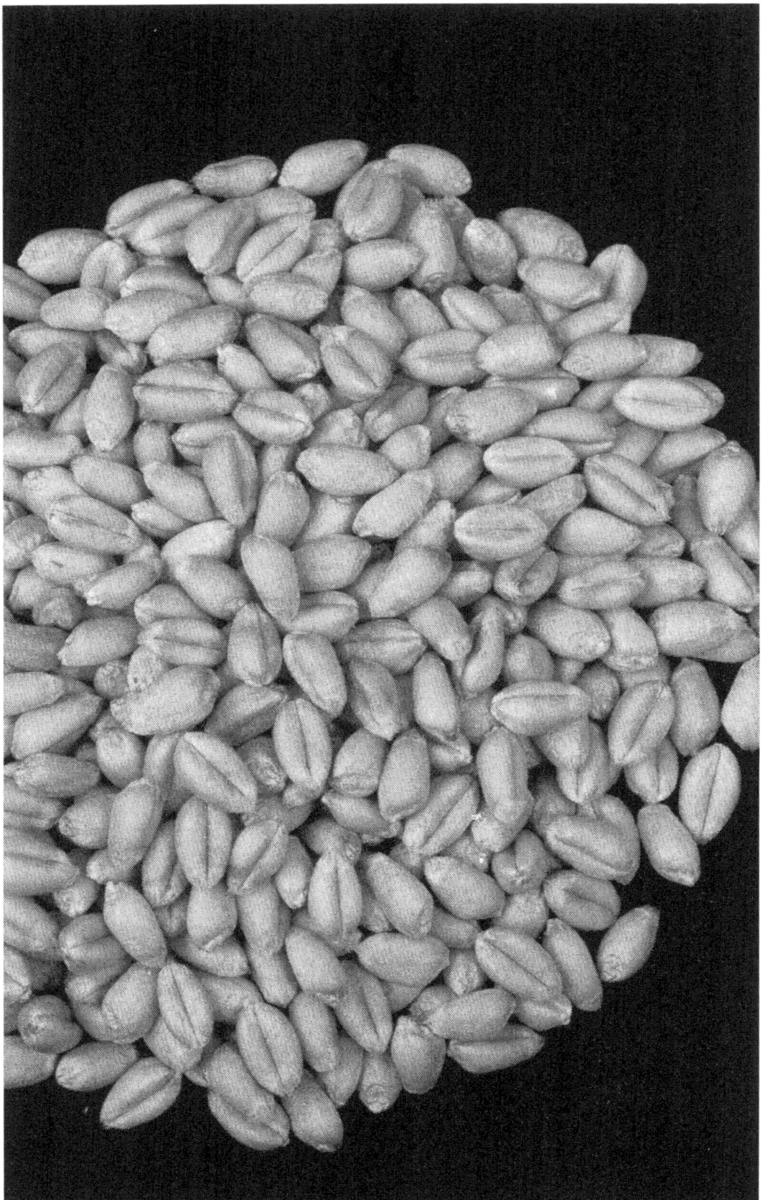

Capítulo VI

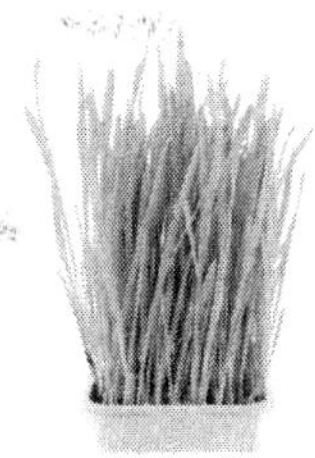

Conclusão

Na minha opinião, a erva de trigo é muito mais do que um alimento rico em nutrientes e clorofila. Talvez, o mais importante nela seja a energia vital que contém.

No momento em que se corta para extrair seu suco, essa erva é algo vivo e está transbordante de energia e força, ao contrário do que ocorre com as frutas e verduras que compramos no supermercado ou na frutaria, uma vez que foram colhidos há poucos dias, no melhor dos casos e em algumas ocasiões passaram semanas, ou, inclusive, meses, numa câmara refrigerada.

Evidentemente, durante todo esse tempo, a energia vital (o "chi" ou o "ki", como o chamam no Oriente) foi desaparecendo delas. Esta é uma das desgraças atuais da "civilização" ocidental.

Acabamos consumindo alimentos vazios de vida e de nutrientes, quando não, contaminados com venenos procedentes dos fertilizantes químicos, dos inseticidas e dos herbicidas.

Esquecemos que a maioria das enfermidades tem sua origem em carência alimentar ou em envenenamento do organismo.

O broto de trigo não é uma panaceia nem uma cura para tudo, não obstante, tanto no Instituto Hipócrates de Ann Wigmore, quanto em outras clínicas que a utilizam com assiduidade, existem abundantes testemunhas de que, em muitos casos de enfermidades graves tem sido de grande ajuda.

Se sofre de alguma enfermidade que resiste, ou simplesmente sente que a sua saúde ou a sua vitalidade poderiam melhorar, meu conselho é que prove o suco do broto de trigo e observe por si mesmo os resultados. A sua saúde!

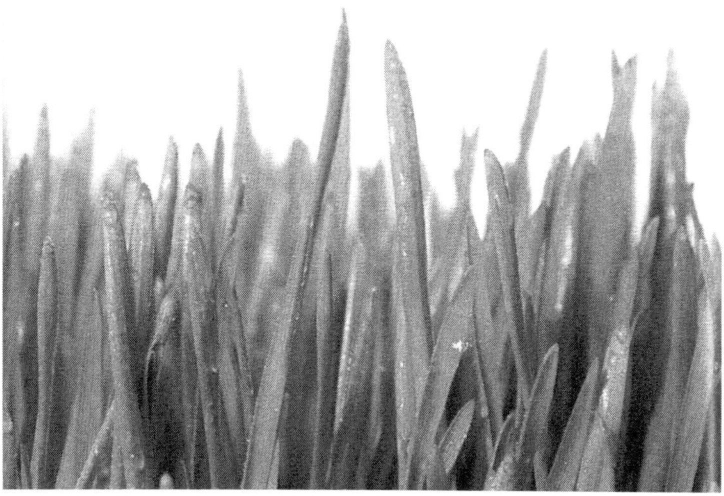

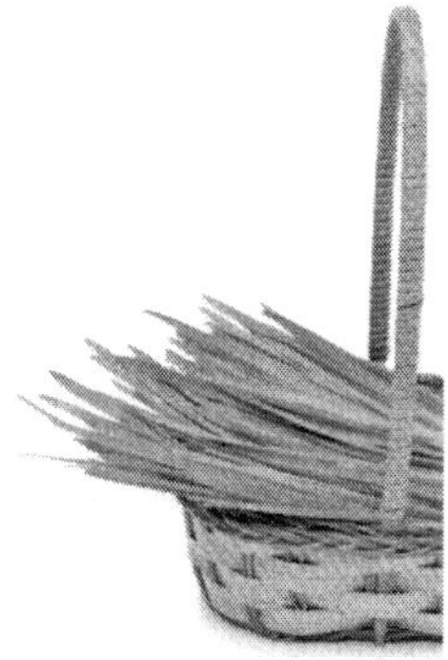

Apêndice

Um estudo sobre o broto do trigo e seu valor nutricional

Rajesh Muhoriya (autor colaborador).
Faculdade Tecnológica Sardar Patel. (b-pharmacy) Balaghat, dis, Balaghat, (m. p.) – 481001, Índia.

Dr. Ramesh Babu Bodla.
K.I.E.T. Faculdade de Farmácia Gaziabad. Índia.

Introdução

O suco da erva de trigo proporciona muita energia, satisfaz as deficiências nutricionais e elimina dejetos que bloqueiam células, sangue, tecidos e órgãos.

Por erva de trigo referimo-nos aos brotos tenros da planta comum do trigo, Triticum Aestivum, utilizados em forma de suco recém-processados, ou em pó, para consumo animal e humano. As duas modalidades proporcionam clorofila, aminoácidos, minerais, vitaminas e enzimas.

A erva de trigo é uma erva comum, mas de força motriz com nutrientes e vitaminas muito úteis para o corpo humano. Em forma de suco tem altas concentrações de clorofila, enzimas ativas, vitaminas e outros nutrientes. Ainda que os benefícios da erva de trigo somente recentemente tenham sido descobertos na Índia, tem sido reconhecido o seu valor na cultura ocidental desde há muitos anos.

A erva de trigo possui clorofila que neutraliza as infecções, cura as feridas, supera as inflamações e elimina as infecções parasitárias. Os três efeitos mais importantes da erva de trigo no corpo humano são: purificação do sangue, desintoxicação do fígado e limpeza do cólon.

A erva de trigo é uma fonte muito rica de vitaminas A, B, C, E, K, cálcio, potássio, ferro, magnésio, sódio, enxofre e dezessete classes da aminoácidos.

Terapia do sangue verde

A terapia do sangue verde consiste em utilizar o suco da erva de trigo, a que se chama também de "sangue verde" para a cura de múltiplas enfermidades.

O suco da erva de trigo contém todos os nutrientes que o corpo humano necessita, considerado um alimento completo.

A terapia de erva de trigo é recomendada em pacientes que sofrem de enfermidades crônicas: asma, esclerose arterial, enfermidade de Parkinson, dores articulares, tuberculose, constipação, hipertensão, diabetes, bronquite, insônia, eczema, esterilidade, hemorragias, obesidade e flatulência. Também é útil no tratamento do câncer.

Método de Preparação

Método para extrair o suco da erva de trigo. Macere a erva de trigo fresca, envolva-a depois em tecido limpo e fino e extraia o suco, retorcendo o pano. Se preferir, pode usar um coador de plástico para esse propósito. Se acrescentar água tratada magneticamente, enquanto se esmaga a erva, a extração do suco se produzirá em mais quantidade e sua efetividade também se verá reforçada.

A erva de trigo pode também ser extraída por meio de espremedor elétrico ou batedeira.

A erva de trigo e seus valores nutricionais.

- O suco de erva de trigo é clorofila crua que pode ser ingerida via oral, ou por implante de cólon, sem efeitos secundários tóxicos. A clorofila é a base de toda a vida vegetal.
- A erva de trigo tem alto conteúdo de oxigênio, como todas as plantas que contêm clorofila. O tecido cerebral e todos os tecidos do corpo funcionam em nível elevado num entorno altamente oxigenado.
- A clorofila é antibacteriana e pode ser utilizada por seus efeitos curadores, tanto dentro do corpo quanto sobre a pele.

- A clorofila (erva de trigo) reconstitui a corrente sanguínea. Estudos realizados em vários animais mostraram que a clorofila é livre de toda reação tóxica. O número de glóbulos vermelhos volta à normalidade depois de 4 ou 5 dias após a administração de clorofila, inclusive em animais que apresentavam anemia extrema ou muito baixa quantidade de glóbulos vermelhos.
- Durante trinta anos, a Dr.ª Ann Wigmore ajudou a milhares de pessoas a se recuperarem de enfermidades crônicas utilizando a erva de trigo.
- A clorofila líquida penetra nos tecidos, refina-os e os reconstrói.
- O suco da erva de trigo é um agente desintoxicante superior comparado ao suco de cenoura ou de outras frutas e verduras. Conforme o Dr. Earp-Thomas, colaborador de Ann Wigmore, 7 quilogramas de erva de trigo equivalem a 16 quilos de cenouras, alfaces, aipos e outros vegetais.
- A clorofila líquida lava os depósitos de medicamentos e drogas do corpo.
- A clorofila neutraliza as toxinas no corpo.
- A clorofila melhora os problemas de açúcar no sangue.

Em 1940, no *American Journal of Surgery*, o Dr. Benjamin Ruskin recomenda a clorofila por seus poderes antissépticos. Seu artigo indica os seguintes usos clínicos da clorofila:

- Eliminar odores fortes e desagradáveis; neutralizar as infecções de estreptococos;
- Curar as feridas; acelerar os enxertos de pele;
- Curar a sinusite crônica;
- Superar as inflamações e infecções crônicas do ouvido interno;
- Reduzir as varizes e curar as úlceras das pernas;
- Eliminar o impetigo e outras erupções com crostas;
- Curar as irritações do reto;
- Tratar com êxito a inflamação da cervix uterina;
- Eliminar as infecções vaginais por parasitos;
- Reduzir a febre tifoide e curar a piorreia avançada em muitos casos.
- Uma pequena quantidade de suco de erva de trigo na dieta para humanos previne a decomposição dos dentes.
- É conveniente tomar suco de broto de trigo para os problemas de pele, como eczema e psoríases.
- E suco da erva de trigo evita a aparição das cãs.
- Piorreia bucal: pôr polpa da erva de trigo empapada em suco na área afetada da boca, ou mastigar erva de trigo cuspindo depois a polpa.
- O suco da erva de trigo melhora a digestão.
- O suco da erva de trigo é muito bom para a constipação e mantém limpo o intestino.
- Contém altas quantidades de magnésio.

- O Dr. Bircher, pesquisador científico, chama a clorofila de *força concentrada do Sol.* Crê que a clorofila aumenta a função do coração, afeta o sistema vascular, intestinos, útero e pulmões.
- Conforme o Dr. Bircher, a natureza utiliza a clorofila (broto do trigo) como limpador, reconstrutor e neutralizador das toxinas do corpo.
- O suco da erva de trigo dissolve as cicatrizes que se formam nos pulmões ao respirar gases ácidos.
- O efeito do monóxido de carbono diminui, uma vez que a clorofila aumenta produção de hemoglobina.
- O suco da erva de trigo é excelente para qualquer tipo de enfermidade circulatória.
- O pH do sangue humano e da erva de trigo é de aproximadamente 7 (alcalino) em ambos os casos.
- O suco da erva de trigo é absorvido rapidamente no sangue.

Principais Substâncias Contidas na Erva de Trigo e Seus Usos

Substâncias salva-vidas:

Vitamina A

A vitamina A aumenta o brilho da pele, proporciona aspecto lustroso às camadas exteriores da pele e a livra de enfermidades. Ajuda a eliminar os pontos negros e as manchas sob os olhos e melhora a visão. Também contribui para controlar os transtornos dos olhos, nariz e garganta. Nutre o cabelo e ajuda e previne problemas de contaminação. A vitamina A é essencial para o crescimento e o desenvolvimento normais, para a boa visão e para a reprodução.

Vitamina B

A vitamina B ajuda na digestão. E' útil no tratamento dos transtornos digestivos, mentais, depressivos, insônia, envelhecimento prematuro e anorexia.

Vitamina C

A vitamina C associa-se habitualmente aos cítricos (limões, limas e laranjas). Não obstante, a erva de trigo contém muito mais vitamina C do que a laranja. A vitamina C é um poderoso antioxidante e ajuda na recuperação de numerosas enfermidades (entre elas, o resfriado comum) e a preveni-las, como o escorbuto. É vital para se ter gengivas fortes e dentes sãos e para a manutenção dos ossos. E' essencial para a saúde, a vitalidade e a cura de chagas e feridas. É também fonte natural de elementos antibióticos.

Vitamina E

A vitamina E dilata os vasos capilares e facilita circulação do sangue. E' útil para as mulheres durante a gravidez, previne os abortos e ajuda no tratamento da impotência sexual, da diabetes, do câncer, dos transtornos cardíacos, da dismenorreia etc. Sem a quantidade suficiente dessa vitamina enfrentaríamos a degeneração muscular, a esterilidade e recuperação mais lenta de feridas e infecções. E' antioxidante e também favorece a fertilidade, é também protetora do coração.

Vitamina K e Complexo Vitamínico B

O broto de trigo contém muitas outras vitaminas importantes. E' rica em vitamina K e em complexo vitamínico B. Também é uma fonte de vitamina B-17, ou amigdalina, indicada em alguns estudos como altamente eficaz contra o câncer. Além dessas vitaminas, o broto de trigo contém 17 aminoácidos e 92 minerais diferentes que o corpo humano necessita e utiliza. Em geral, muitos dos nutrientes do broto do trigo ajudam a lutar contra o câncer e a reparar os danos celulares nos pulmões.

MSM

O metilsulfonilmetano, (MSM), é uma molécula que contém enxofre, que se encontra em todos os organismos vivos e que se destrói nos alimentos cozidos. Facilita o uso pelo corpo das vitaminas, ajuda a reduzir alergias, a desintoxicar o corpo e a aumentar o oxigênio. Elimina as inflamações. Também se encontra presente no suco do broto do trigo.

Proteínas e aminoácidos

As proteínas são fundamentais para a força muscular e o garbo físico. O plasma sanguíneo, os hormônios e os anticorpos formam-se a partir das proteínas. Os aminoácidos facilitam a digestão e a formação do sangue, além de proporcionarem força ao coração.

Enzimas

As enzimas são vitais para a digestão. Também são vitais para construir um corpo são e deter os efeitos do envelhecimento prematuro.

Minerais Ferro

O ferro é um elemento fundamental para a vida. Sua deficiência cria escassez de hemoglobina no sangue. Ajuda na gravidez, é benéfico em casos de sudoração excessiva, palidez da cútis, fadiga crônica, letargia e insônia. O ferro inorgânico cria constipação, entretanto, os sais de ferro presentes na erva de trigo não mostram efeitos secundários.

Cálcio

O cálcio é o instigador principal da atividade vital. Fortalece os ossos, proporciona alcalinidade para as crianças e vitalidade para os velhos. Previne as hemorragias, os movimentos lentos, a friagem, as varizes etc. A erva de trigo é uma boa fonte de cálcio orgânico, que contribui para construir ossos e dentes fortes, regula o batimento cardíaco, além de funcionar como reserva para restabelecer o equilíbrio no pH do sangue.

Potássio

Contribui para o resplendor e o brilho da juventude, ajuda em casos de hipertensão, demência, palpitações, cansaço, impulsos suicidas e depressão. O potássio, o mineral da juventude, como é chamado por alguns nutricionistas, ajuda a manter equilíbrio mineral suave e peso corporal equilibrado. Tonifica os músculos, reafirma a pele e promove beleza geral.

Zinco

Útil para os transtornos da próstata, nutre o cabelo.

Sódio

O sódio regula o volume dos líquidos extracelulares. Também regula o equilíbrio ácido-base e mantém um nível adequado de água no corpo.

Magnésio

A erva de trigo contém pelo menos quatro vezes mais magnésio do que os brócolis, as couves de Bruxelas, a beterraba, a cenoura e o aipo. O magnésio é importante para uma boa função muscular e para a saúde do intestino, uma vez que contribui para as funções de eliminação. Cremos que este mineral seja responsável também por limpar gordura do fígado.

Outros nutrientes e substâncias diversas

São elementos diversos que nutrem os tendões, que combatem icterícia, hidroceles, desinteria, debilidade mental, problemas dentários, evacuação intestinal e resfriados.

A clorofila: elementos curativos e profiláticos

O suco do broto de trigo é uma fonte de elementos alcalinos, profiláticos e curativos. Também suplementa as proteínas, os carboidratos e as gorduras. As substâncias que contém, são consideradas um elemento eficaz e o único remédio para curar o câncer. A clorofila, elemento mais importante na erva de trigo, está contida nas células chamadas cloroplastos. Os cloroplastos fabricam elementos nutritivos com a ajuda da luz solar. O Dr. Busher chama-o de *energia solar concentrada.*

A composição química da erva de trigo tem semelhança surpreendente com a do sangue humano. O pH do sangue humano é de 7,4, exatamente o mesmo que o pH do suco da erva de trigo.

Os médicos que tentaram a terapia com erva de trigo obtiveram êxito em grande variedade de enfermidades: doenças da pele, tuberculose, enfermidades cardíacas, hemorragia cerebral, úlceras, varizes, inflamação intestinal, arteriosclerose, osteomielite etc. Valorizaram-no como muito eficaz.

Rejuvenescimento interno

A proteína de trigo possui qualidades especiais, pois contém oito dos aminoácidos essenciais, em proporções delicadamente equilibradas. Um rejuvenescimento interno completo tem lugar quando a proteína de trigo se metaboliza em aminoácidos que contribuem para a saúde.

Enfermidades e seu tratamento

A terapia da erva de trigo é recomendada para pacientes que sofrem de enfermidades crônicas: asma, arteriosclerose, enfermidade de Parkinson, dores articulares, tuberculose, constipação, hipertensão, diabetes, bronquite, insônia, eczema, esterilidade, hemorragias, obesidade e flatulência. Também é útil no tratamento de câncer.

Enfermidades relacionadas com o sangue ou com o sistema circulatório

Nesta categoria encontramos anemia, hipertensão arterial, arteriosclerose, hemorragias internas, os coágulos e similares. Uma ingestão assídua do suco de erva de trigo funciona maravilhosamente, especialmente nos casos de anemia para os que não há outro tratamento que gere cura tão rápida. Recomenda-se tomar 200 ml de suco duas vezes ao dia.

Deficiência de Hemoglobina

O suco da erva de trigo é considerado um verdadeiro substituto dos glóbulos vermelhos do sangue. A erva de trigo possui todos os elementos da hemoglobina. E' conhecida também por *sangue verde* pela proximidade da sua estrutura com a da hemoglobina.

Aumento do ácido úrico no sangue

O aumento do ácido úrico no sangue provoca complicações, tais quais: inchaço corporal, problemas digestivos, insônia etc.

Enfermidades relacionadas com o sistema respiratório

O resfriado comum, a asma, a bronquite e todas as enfermidades relacionadas curam-se com essa terapia de suco de erva de trigo. O resfriado comum desaparece geralmente em alguns dias. A asma é uma enfermidade terrivelmente pertinaz que não responde a quase nenhuma terapia aplicada, mas o suco da erva de trigo, tomado duas vezes ao dia, opera maravilhas neste caso.

Enfermidades digestivas

A terapia da erva de trigo é sumamente eficaz no caso de enfermidades do aparelho digestivo, em que mostra seus efeitos mais rápidos. Constipação, indigestão, flatulência, vômitos, acidez, úlceras intestinais, olor intestinal e parasitos (vermes) são algumas das enfermidades mais importantes.

É um laxante excelente nos casos graves de sangramento retal, sem efeitos secundários. O suco de erva de trigo mostra-se eficaz e seguro como apoio simples ou acrescentado para tratar as colites ulcerosas ativas.

Enema da erva de trigo é muito útil em transtornos de cólon, colites mucosa e ulcerosa, constipação crônica e hemorroidas sangrentas.

Enfermidades relacionadas com gengivas e dentes

Transtornos dentais

A erva de trigo é valiosa na prevenção e cura da piorreia. O suco de erva de trigo funciona tal qual um colutório excelente para as chagas da piorreia. Também previne a deterioração e a dor de dentes.

Enfermidades das articulações

Nesta categoria estão as inflamações das articulações, a osteoartrite e o desgaste ósseo.

A eficácia da erva do trigo no controle aos transtornos ósseos e articulações deve-se ao seu poderoso efeito anti-inflamatório. Reduz dor, inchaço e inflamação de forma significativa e contém rapidamente o sangramento cutâneo e subcutâneo, aumentando assim o processo natural de cura.

Osteoartrite

Os pacientes informam sentir calor na articulação e ao redor da mesma pouco tempo após a aplicação com erva de trigo. Habitualmente, isto é seguido de um incremento na mobilidade da articulação, entre 10 a 20 minutos, que pode ser bastante espetacular. Como ocorre com qualquer produto "natural" nas doenças crônicas, vale a pena insistir pelo menos por três meses.

Fraturas

No caso das fraturas fechadas, aplicar imediatamente no local onde se supõe que esteja a fratura antes de colocar a tala ou a tipoia. Aplicar ao redor da ferida, se a pele estiver prejudicada. Com o gesso aplicado, untar erva de trigo em ambos os extremos do gesso, três vezes ao dia. Pode produzir redução significativa do inchaço, dos hematomas e da dor, além de acelerar a cura.

Gota aguda e crônica

Aplicar a cada 3 ou 4 horas. Continuar as aplicações diárias para prevenir futuros ataques.

Enfermidades da pele

Como a erva de trigo é um ativo purificador do sangue, é muito eficaz no tratamento das enfermidades cutâneas. Cura ou alivia eczema, cravos, furúnculos, cortes e feridas, picadas e queimaduras.

Gangrena

O pó ou o suco da erva de trigo pode ser aplicado sobre as feridas três vezes ao dia. Inicialmente, mantém-se o paciente em uma dieta à base de sucos naturopáticos de várias frutas e verduras. Com esse tratamento, a cura da gangrena se dá aproximadamente em dez meses. A função renal e o nível de hemoglobina no sangue também melhoram até se normalizarem.

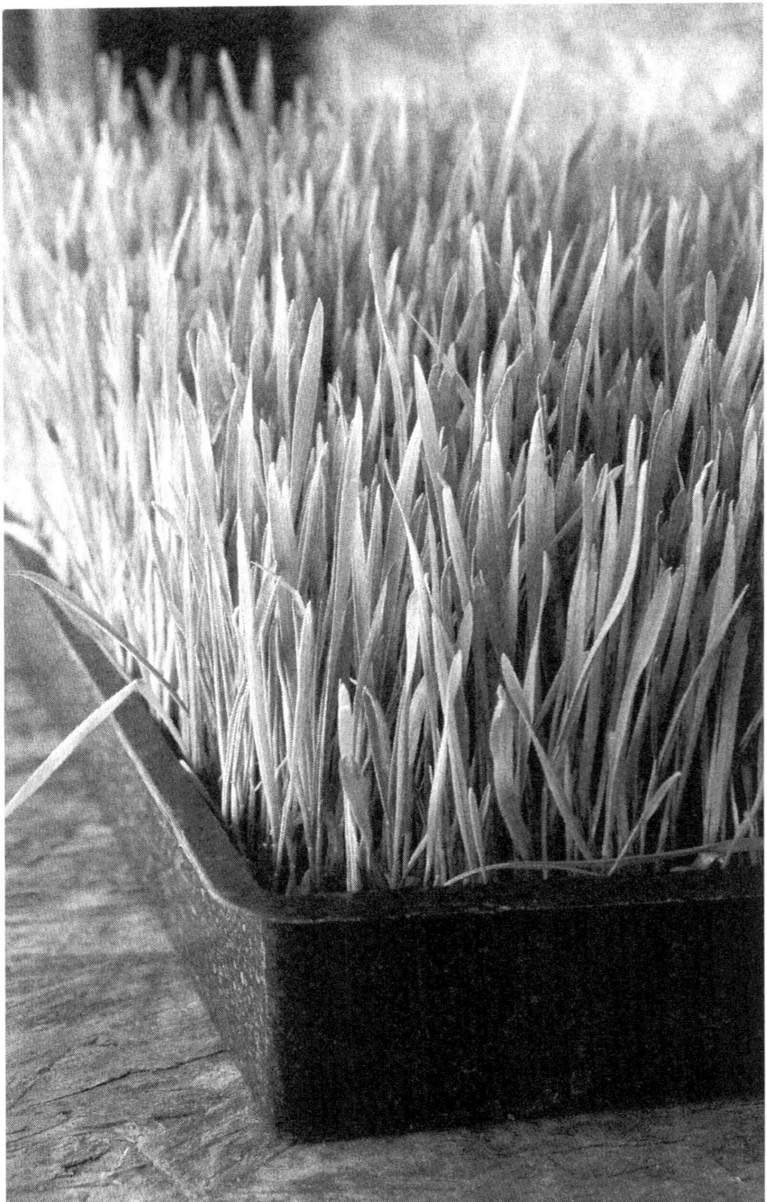

Irritação da pele

Se o tratamento seguido pelo paciente começar a apresentar efeitos secundários tais quais movimentos impróprios no intestino, gases estomacais e perda de apetite, é o momento que o paciente deve iniciar a terapia da erva de trigo. No prazo de um mês, a irritação reduz-se e com ela melhora também o sistema digestivo. Após três meses, o paciente estará curado de seu problema, sem efeitos secundários de qualquer tipo

Redução de sintomas de eczema

O suco da erva de trigo é uma escolha excelente como bebida, uma vez que é útil na purificação do sangue. Beber suco de erva de trigo de forma assídua assegurará pressão sanguínea normal. Por conseguinte, diz-se que a erva de trigo é capaz de "curar" todo tipo de transtornos do sangue. A erva de trigo é conhecida também por proporcionar as enzimas essenciais de que necessita o corpo para boa saúde. Por sua vez, as enzimas são muito úteis por fortalecerem o sistema imunológico na luta contra a eczema.

Enfermidades relacionadas com os rins

Incluídos aqui estão problemas de cálculos, inflamação de bexiga e inflamação dos rins.

Enfermidades relacionadas com os órgãos reprodutivos

A debilidade sexual e a dismenorreia são as duas enfermidades/transtornos que podem ser curadas com essa terapia com relativa facilidade. Ingerir o suco da erva de trigo e aplicar as partes tenras da erva de trigo sobre as partes íntimas é muito útil para curar a enfermidade.

Enfermidades do ouvido

A erva de trigo mostrou resultados excelentes no alívio à dor de ouvido e cura de problemas relacionados à descarga séptica do ouvido. Além de ingerir a erva de trigo, deve-se aplicar algumas gotas nos ouvidos.

Anticancerígeno

Síndrome mielodisplásica (Pré-leucemia)

O efeito que tem o suco da erva de trigo em reduzir o nível de ferrita (ferro) na síndrome mielodisplásica (pré-leucemia), é devido à sua composição bioquímica. O suco da erva de trigo é necessário para pacientes com câncer de qualquer tipo, tanto se foram operados ou se passaram pela quimioterapia/radioterapia, como se não tem tratamentos alopáticos. O superóxido dismutase (SOD), o selênio e o laetrile (Vitamina B-17, amigdalina) presentes na erva de trigo matam as células cancerosas, e a clorofila (sangue verde) aumenta a quantidade de glóbulos vermelhos e brancos do sangue, facilitando cura mais rápida.

Câncer de mama

Os danos na medula óssea (onde se fabricam os glóbulos sanguíneos) provocados pela quimioterapia podem chegar a ameaçar a vida do paciente. O número de glóbulos vermelhos e brancos pode chegar a ser anormalmente baixo. Há medicamentos que são úteis para elevar o número de glóbulos sanguíneos, mas têm efeitos secundários negativos e alto preço.

Averiguou-se que tomar o curativo suco verde contribui para produzir níveis sanguíneos mais saudáveis quando se recebe a quimioterapia, diminuindo, desse modo, a necessidade de medicamentos para reconstituir o sangue. Viu-se que o suco da erva de trigo não diminui a eficácia da quimioterapia. Estes resultados preliminares necessitam confirmar-se em estudo da fase III.

Reduz a toxidade cutânea dos raios X

A terapia dos raios X profundos para o tratamento do câncer de mama pode estar condenada por complicações e reações negativas, chamadas "toxidade cutânea". Significa essencialmente que depois do tratamento a pele se torna inflamada, tende a produzir bolhas e a se romper, o que traz dores, dificuldade de tratamento e infecção das feridas. Por causa da toxidade cutânea, o paciente deve esperar mais tempo entre tratamentos para que a pele se recupere o suficiente como para permitir o tratamento seguinte. Por sua vez, isso tende a reduzir as probabilidades de cura.

Tratamento da enxaqueca

A enxaqueca é uma dor de cabeça grave e recorrente que pode provocar uma dor debilitante durante horas sem limite. Ainda que não exista cura para a enxaqueca, os remédios caseiros e as mudanças do estilo de vida podem fazer muito para reduzir os sintomas.

A erva de trigo, que é uma fonte concentrada e facilmente digerível de nutrientes, é usada comumente como suplemento, em qualquer tipo de enfermidades, inclusive enxaqueca. Contém substâncias químicas que mostram propriedades antioxidantes e anti-inflamatórias úteis contra enxaqueca, e promove a saúde em geral. O tratamento com erva de trigo supõe normalmente o consumo diário de uma quantidade pequena de suco de erva de trigo recém-processado.

Talassemia (sangue marinho)

O doutor Ram K. Maratha, do departamento de pediatria do PGI, declarou no periódico, "The Times of Índia":

> *...o que verificamos dos pacientes que seguem esta terapia é que o intervalo entre transfusões de sangue aumentou de 25 e 30 dias. Anteriormente, os pacientes de talassemia deviam receber uma transfusão cada duas semanas. Não obstante, ainda estamos estudando a eficácia deste tratamento.*
>
> *Vários pacientes da unidade de talassemia (uma forma hereditária de anemia, que se dá principalmente*

em pessoas de origem mediterrânea e que se caracteriza pela síntese anormal de hemoglobina e consequentemente por um período vital menor dos glóbulos vermelhos) começaram a consumir suco da erva de trigo após propagandas sobre os efeitos benéficos da mesma. Estas experiências favoráveis motivaram avaliações que, todavia, estamos realizando.

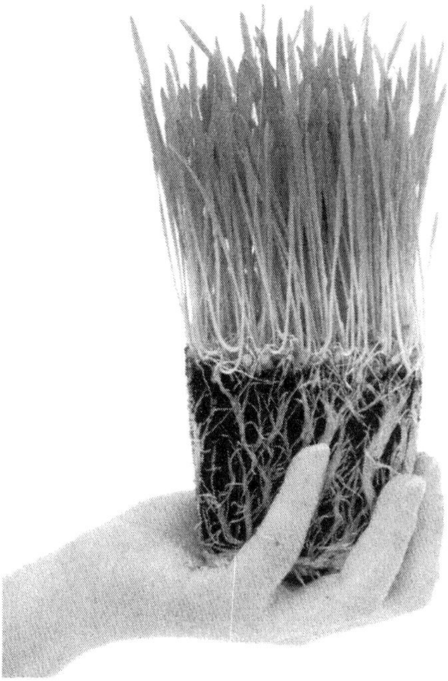